Claus Schmitt Wolfgang Schöls – Vom EKG zur Diagnose

Springer
*Berlin
Heidelberg
New York
Barcelona
Budapest
Hong Kong
London
Mailand
Paris
Tokyo*

Claus Schmitt Wolfgang Schöls

Vom EKG zur Diagnose

Ein Wegweiser zur raschen Befundinterpretation

3., korrigierte Auflage

Geleitwort von W. Kübler
Mit 140 Abbildungen und 17 Tabellen

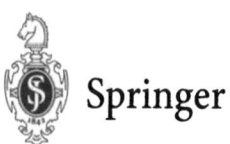

Professor Dr. med. Claus Schmitt
Deutsches Herzzentrum München
Lazarettstraße 36
80636 München

Privatdozent Dr. med. Wolfgang Schöls
Med. Klinik, Abt. Kardiologie
Bergheimerstraße 58
69115 Heidelberg

ISBN 978-3-540-67507-5   ISBN 978-3-642-57236-4 (eBook)
DOI 10.1007/978-3-642-57236-4

Die Deutsche Bibliothek – CIP-Einheitsaufnahme
Schmitt Claus: Vom EKG zur Diagnose : ein Wegweiser zur raschen Befundinterpretation ; mit 17 Tabellen / Claus Schmitt ; Wolfgang Schöls. Geleitw. von W. Kübler. – 3., korrigierte Aufl. – Berlin ; Heidelberg ; New York ; Barcelona ; Budapest ; Hongkong ; London ; Mailand ; Paris ; Singapur ; Tokio : Springer, 2000

NE: Schöls, Wolfgang

Dieses Werk ist urheberrechtlich geschützt. Die dadurch begründeten Rechte, insbesondere die der Übersetzung, des Nachdrucks, des Vortrags, der Entnahme von Abbildungen und Tabellen, der Funksendung, der Mikroverfilmung oder der Vervielfältigung auf anderen Wegen und der Speicherung in Datenverarbeitungsanlagen, bleiben, auch bei nur auszugsweiser Verwertung, vorbehalten. Eine Vervielfältigung dieses Werkes oder von Teilen dieses Werkes ist auch im Einzelfall nur in den Grenzen der gesetzlichen Bestimmungen des Urheberrechtsgesetzes der Bundesrepublik Deutschland vom 9. September 1965 in der jeweils geltenden Fassung zulässig. Sie ist grundsätzlich vergütungspflichtig. Zuwiderhandlungen unterliegen den Strafbestimmungen des Urheberrechtsgesetzes.

Springer-Verlag ist ein Unternehmen der Fachverlagsgruppe BertelsmannSpringer.
© Springer-Verlag Berlin Heidelberg 2000

Die Wiedergabe von Gebrauchsnamen, Handelsnamen, Warenbezeichnungen usw. in diesem Werk berechtigt auch ohne besondere Kennzeichnung nicht zu der Annahmen, daß solche Namen im Sinne der Warenzeichen- und Markenschutz-Gesetzgebung als frei zu betrachten wären und daher von jedermann benutzt werden dürften.

Produkthaftung: Für Angaben über Dosierungsanweisungen und Applikationsformen kann vom Verlag keine Gewähr übernommen werden. Derartige Angaben müssen vom jeweiligen Anwender im Einzelfall anhand anderer Literaturstellen auf ihre Richtigkeit überprüft werden.

Satz: Storch Satz GmbH, 97353 Wiesentheid
Umschlaggestaltung: de'blik, Berlin

Gedruckt auf säurefreiem Papier   SPIN: 10769436   22/3133 5 4 3

Geleitwort zur 1. Auflage

Da wesentliche neue, für die Routinediagnostik relevante elektrokardiographische Erkenntnisse während der vergangenen Dezennien kaum gewonnen wurden, erscheint der EKG-Büchermarkt eigentlich übersättigt. Die kritische Frage nach der Notwendigkeit eines neuen EKG-Buches erscheint also berechtigt, bietet doch der wissenschaftliche Büchermarkt eine Fülle an EKG-Lehrbüchern, -Kompendien, -Atlanten, -Fibeln und -Taschenbüchern.

Diese Lehrbücher führen in mehr oder minder detaillierter Darstellung den Leser systematisch in Ableitung und Interpretation des EKG ein. Das neue EKG-Buch von C. Schmitt und W. Schöls folgt einer anderen Konzeption: Morphologische Veränderungen der Stromkurve werden exemplarisch dargestellt, ihre diagnostischen Kriterien definiert und die differentialdiagnostischen Möglichkeiten tabellarisch zusammengefaßt. Das Buch eignet sich also nicht nur für Studenten und junge Ärzte zur unkonventionellen Einführung in die „Geheimnisse" des EKG, es bietet auch dem Erfahreneren und Erfahrenen einen raschen Überblick über die differentialdiagnostischen Möglichkeiten bestimmter Veränderungen der EKG-Kurven.

Die für dieses Buch gewählte, vornehmlich deskriptive Darstellung bietet noch einen weiteren Vorteil: Während z.B. bei Herzrhythmusstörungen eine kausale Beziehung zwischen der zugrundeliegenden Arrhythmie und den entsprechenden EKG-Veränderungen besteht und didaktisch leicht darstellbar ist, sind derartige Erklärungen bei metabolischen Störungen des Herzmuskels meist schwierig, in aller Regel hypothetisch und nicht selten zumindest problematisch; es sei nur an den irreführenden Begriff einer „chronischen Innenschichtischämie" zur Erklärung von ST-Streckenveränderungen erinnert. Die neue Konzeption des vorliegenden Buches läßt diese Klippen vermeiden.

Dem neuen EKG-Buch ist eine weite Verbreitung bei Studenten und jungen Ärzten verschiedener Fachrichtungen zu wünschen. Auch ein in der EKG-Interpretation Erfahrener kann mit Gewinn das Buch zur raschen umfassenden Information heranziehen.

Frühjahr 1992　　　　　　　　　　　　　Prof. Dr. W. KÜBLER
Ärztlicher Direktor
Med. Klinik
Abt. Innere Medizin III
Universität Heidelberg

Vorwort zur 3. Auflage

Wir freuen uns auf die neue Auflage dieses EKG-Taschenbuches. Der Abschnitt Myokardinfarkt wurde überarbeitet, insbesondere wurden neue EKG-Kriterien bei akutem Infarkt und Linksschenkelblock einbezogen. Kleinere Korrekturen wurden vorgenommen und einige Abbildungen hinzugefügt.

München und Heidelberg CLAUS SCHMITT
im Frühjahr 2000 WOLFGANG SCHÖLS

Vorwort zur 2. Auflage

Nach fast 3 Jahren haben wir uns entschlossen, eine neue Auflage herauszugeben.
  Das Grundkonzept dieses Taschenbuches wurde unverändert beibehalten. Es war nicht die Absicht, einen systematischen Lehrbuchtext zu verfassen. Vielmehr wird anhand einfacher deskriptiver Kriterien versucht, zur richtigen Diagnose zu gelangen und mögliche Differentialdiagnosen auszuschließen. Einige EKG-Abbildungen wurden ausgetauscht und etliche neue hinzugefügt (Beispiele für Lateralinfarkt, rechtsventrikulären Infarkt, EKG nach Herztransplantation). Der Text wurde nur geringfügig verändert.
  Wir würden uns freuen, wenn dieses EKG-Buch weiterhin eine hohe Verbreitung findet.

München und Heidelberg CLAUS SCHMITT
im Frühjahr 1995 WOLFGANG SCHÖLS

Vorwort zur 1. Auflage

Noch ein EKG-Buch? – Ja, und doch anders als die anderen! Dieses Taschenbuch ist nicht als systematische Einführung in die Elektrokardiographie gedacht, sondern als differentialdiagnostische Entscheidungshilfe für die Kitteltasche. Die Interpretation des EKG verlangt die Zuordnung typischer Kurvenverläufe zu entsprechenden Diagnosen, während konventionelle Lehrbücher umgekehrt die mit einer bestimmten Diagnose verbundenen EKG-Veränderungen beschreiben. Demnach können zwar Verdachtsdiagnosen auf ihre Richtigkeit überprüft werden, die notwendige Information zur Interpretation unklarer Abweichungen vom normalen Kurvenverlauf ist aber nur schwer zu erhalten. Im vorliegenden Taschenbuch wird versucht, die zur Interpretation eines unklaren Befundes notwendigen Informationen in einer Form zu präsentieren, die eine rasche Orientierung ermöglicht. Einfache deskriptive Kriterien (z.b. schmaler/breiter QRS-Komplex, regelmäßiger/unregelmäßiger Rhythmus) werden zur Beschreibung aller gängigen EKG-Veränderungen herangezogen, und entsprechenden morphologischen Veränderungen werden die zugehörigen Differentialdiagnosen gegenübergestellt. Der tabellarischen Zusammenfassung der Differentialdiagnosen folgen EKG-Beispiele und möglichst knappe, stichwortartige Erläuterungen. Neben Abweichungen des spontanen Kurvenverlaufes werden auch die wichtigsten EKG-Veränderungen bei normaler oder gestörter Schrittmacherfunktion besprochen.

Das Buch richtet sich speziell an Studenten im praktischen Jahr, Ärzte im Praktikum, sowie Assistenzärzte der inneren Medizin und angrenzender Fachgebiete (z.B. Anästhesie). Ein besonderes Anliegen war es auch, für den Notdienst bzw.

Nachtdienst einen raschen Überblick über die wichtigsten EKG-Veränderungen zu geben. Wir hoffen, daß die unkonventionelle Darstellungsweise des Taschenbuches den Zugang zu relevanter Information für die Interpretation unklarer EKG-Befunde erleichtert und eine rasche Orientierung ermöglicht.

Den Mitarbeiterinnen der rhythmologischen Arbeitsgruppe der Medizinischen Klinik, insbesondere Frau Jutta Ruf-Richter, möchten wir an dieser Stelle für die unermüdliche Hilfe herzlich danken.

Heidelberg, im Frühjahr 1992 CLAUS SCHMITT
WOLFGANG SCHÖLS

Inhaltsverzeichnis

1	**Grundlagen**	1
1.1	Definition	1
1.2	Ableitsysteme	1
1.3	Erregungsablauf und Normalwerte	4
1.4	Lagetypen	8
1.5	Physiologische EKG-Varianten	9
1.6	Diagnostische Sequenz	13
2	**EKG-Diagnostik**	15
2.1	Frequenz und Rhythmus	17
2.1.1	Normofrequente Rhythmen	18
2.1.2	Tachykarde Rhythmen	64
2.1.3	Bradykarde Rhythmen	108
2.2	Zeitintervalle	141
2.2.1	PQ-Zeit	142
2.2.2	QT-Zeit	152
2.3	P-Wellenmorphologie	159
2.4	Q-Zacken	165
2.4.1	Isolierte Q-Zacken	167
2.4.2	Q-Zacken mit typischem Lokalisationsmuster	173
2.5	QRS-Morphologie	181
2.5.1	Atypischer QRS-Komplex in V_1	182
2.5.2	Atypischer QRS-Komplex in V_6	196

2.5.3 Fehlende oder zögerliche R-Progression in V_1–V_6 205
2.5.4 Niedervoltage (Niederspannung). 208

2.6 S-Zacken 211

2.7 ST-Streckenveränderungen 215
2.7.1 ST-Streckenhebungen 216
2.7.2 ST-Streckensenkungen. 226

2.8 T-Wellen-Morphologie. 235
2.8.1 Hohe T-Wellen. 237
2.8.2 T-Negativierungen 246

2.9 U-Wellen. 255

3 Spezielle EKG-Bilder 259

3.1 Myokardinfarkt. 261
3.2 Lungenembolie. 282
3.3 Aortenstenose 284
3.4 Mitralstenose 286
3.5 Hypertrophe Kardiomyopathie. 288
3.6 Schrittmacher-EKG 290
3.7 Antitachykarder Schrittmacher/
    Interner Defibrillator 302

Sachverzeichnis 305

1 Grundlagen

1.1 Definition

Erregungsausbreitung und -rückbildung führen zu Potentialdifferenzen zwischen erregten und nichterregten Myokardarealen. Die Größe dieser Potentialdifferenzen hängt ab von der jeweils erregten bzw. nichterregten Muskelmasse, ihre Richtung von der räumlichen Orientierung des betreffenden Myokardareals und der jeweiligen Phase des Erregungsablaufs. Physikalisch lassen sich solche gerichteten Spannungsgrößen als Vektoren definieren, die am Herzen stets von bereits erregten zu noch nichterregten Myokardbezirken weisen. Während jeder Phase des Erregungsablaufs bilden sämtliche Einzelvektoren, den Gesetzen der Vektoraddition folgend, einen Summations- oder Hauptvektor. Das Elektrokardiogramm (EKG) gibt die Projektion dieses Hauptvektors auf verschiedenen Ableitebenen als Funktion der Zeit wieder, wobei die jeweilige Vektorgröße auf der y-Achse, der Zeitablauf auf der x-Achse repräsentiert ist. Die Einführung verschiedener Ableitebenen ist notwendig, um auch die Richtung des jeweiligen Hauptvektors exakt beschreiben zu können.

1.2 Ableitsysteme

Prinzipiell werden unipolare und bipolare Ableitungen unterschieden. Mit unipolaren Ableitungen werden Potentialschwankungen zwischen einer indifferenten, dem hypothetischen Nullpunkt entsprechenden Sammelelektrode und einer differenten, positiv geladenen Tastelektrode abgegriffen. Bipolar wird zwischen dem positiven und dem negativen Pol einer Elektrode abgeleitet.

Ein positiver, d.h. nach oben gerichteter Ausschlag wird dann registriert, wenn sich die Erregungsfront auf eine Ableitelektrode zubewegt bzw. der Hauptvektor in deren Richtung weist. Zeigt der Hauptvektor von der Ableitelektrode weg, findet sich ein negativer Ausschlag. Nur minimale oder isoelektrische, also aus etwa gleich großen positiven und negativen Komponenten bestehende Ausschläge, finden sich, wenn der Hauptvektor der Erregungsfront senkrecht zur Ableitebene steht.

Nach internationaler Übereinkunft finden die bipolaren Extremitätenableitungen nach Einthoven (I, II, III), die unipolaren Extremitätenableitungen nach Goldberger (aVR, aVL, aVF) sowie die unipolaren Brustwandableitungen nach Wilson (V_1–V_6) Anwendung. Die bipolaren Brustwandableitungen nach Nebh (ND, NA, NI) werden nicht routinemäßig eingesetzt.

Extremitätenableitungen erfassen die Vektorprojektion auf die *Frontal*ebene. Abgeleitet wird bipolar zwischen dem linken (+) und dem rechten (−) Arm (I), dem linken Bein (+) und dem rechten Arm (−) (II), dem linken Bein (+) und dem linken Arm (−) (III) sowie unipolar zwischen dem konstruierten Nullpunkt (etwa in Thoraxmitte) und dem rechten Arm (aVR), dem linken Arm (aVL) und dem linken Bein (aVF).

Brustwandableitungen erfassen die Vektorprojektion auf die ungefähr durch die Herzmitte gelegte *Horizontal*ebene. Nach Wilson wird unipolar abgeleitet zwischen dem konstruierten Nullpunkt in Thoraxmitte und 6 genau definierten Ableitstellen:

V_1 4. Interkostalraum rechts parasternal,
V_2 4. Interkostalraum links parasternal,
V_3 zwischen V_2 und V_4,
V_4 5. Interkostalraum links medioklavikulär,
V_5 5. Interkostalraum links, vordere Axillarlinie,
V_6 5. Interkostalraum links, mittlere Axillarlinie.

Spiegelbildlich hierzu können rechtspräkordiale Ableitungen zur Diagnostik eines rechtsventrikulären Infarktes gewonnen werden (V_{3R}–V_{6R}).

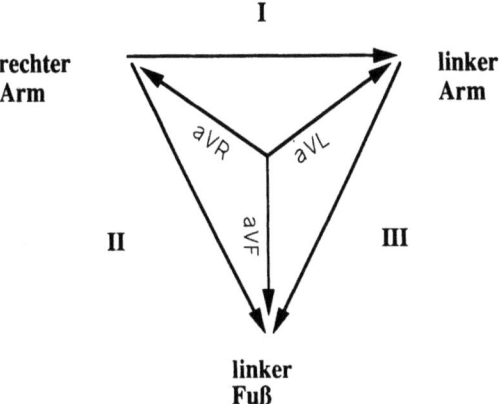

Abb. 1. Bipolare Extremitätenableitungen nach Einthoven (I, II, III) und unipolare Extremitätenableitung nach Goldberger (aVR, aVL, aVF)

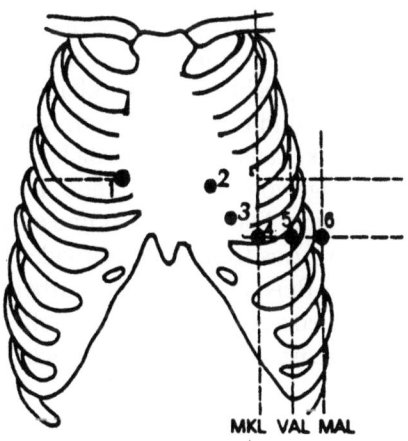

Abb. 2. Unipolare Brustwandableitungen nach Wilson (1–6). Exakte Lage der Brustwandableitungen: *MKL* Medioklavikularlinie; *VAL* vordere Axillarlinie; *MAL* mittlere Axillarlinie

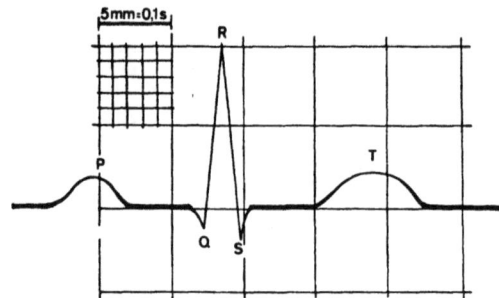

Abb. 3. Schematische Darstellung der einzelnen Komponenten des EKG. P-Welle, QRS-Komplex und T-Welle eines normalen EKG (Ableitung II)

1.3 Erregungsablauf und Normalwerte

Der Kurvenablauf des normalen menschlichen EKG zeigt charakteristische Zacken und Wellen, die seit Einthoven in der Reihenfolge ihres Auftretens und entsprechend ihrer Polarität mit den Buchstaben P, Q, R, S, T und U bezeichnet werden. Um die Abschätzung von Dauer und Amplitude der einzelnen Komponenten zu erleichtern, wird zur EKG-Registrierung typischerweise Millimeterpapier verwendet. Bei der üblichen Ableitgeschwindigkeit von 50 mm/s und einer Verstärkung von 1 mV/cm entspricht 1 mm (1 „kleines Kästchen") einer Dauer von 0,02 s und einer Amplitude von 0,1 mV. Jeder 5. Teilstrich ist stärker ausgezogen, so daß „große Kästchen" mit einer Kantenlänge von 5 mm entstehen. Ein großes Kästchen entspricht also einer Dauer von 0,1 s und einer Amplitude von 0,5 mV (Abb. 3). Aus technischen Gründen werden die nachfolgenden EKG-Beispiele mit einer Arbeitsgeschwindigkeit von 25 mm/s wiedergegeben, was der üblichen Schreibweise in den angelsächsischen Ländern entspricht.

P-Welle

Ausbreitung der vom Sinusknoten stammenden Erregungswelle in den Vorhöfen (Vorhofdepolarisation). Entsprechend wird der Anfangsteil der P-Welle vorwiegend vom rechten

Vorhof gebildet. Die P-Welle endet mit der Depolarisation des linken Vorhofs. Die maximale Dauer der P-Welle beträgt 0,10 s (Tabelle 1), entsprechend einem großen Kästchen bei der üblichen Ableitungsgeschwindigkeit von 50 mm/s. Der P-Wellen-Vektor stimmt in seiner Richtigung gewöhnlich mit dem des QRS-Komplexes überein. Der Ausschlag der Vorhofrepolarisation geht im QRS-Komplex unter.

PQ-Intervall/PQ-Strecke

Das PQ-Intervall ist das Intervall zwischen Beginn der Vorhoferregung und Beginn der Kammererregung, die PQ-Strecke die isoelektrische Strecke nach Ende der P-Welle. Die Dauer des PQ-Intervalls ist frequenzabhängig, d.h. sie wird mit höherer Frequenz kürzer. Das PQ-Intervall (s. Tabelle 2) ist normalerweise nicht länger als 0,20 s (entsprechend 2 großen Kästchen). Die PQ-Strecke ist durch Verzögerung der AV-Überleitung in der AV-Knotenregion bedingt.

QRS-Komplex

Ausdruck der Depolarisation beider Kammern. Definitionsgemäß wird der erste positive Ausschlag als R-Zacke bezeichnet, ein der R-Zacke vorausgehender negativer Ausschlag als Q-Zacke, ein der R-Zacke folgender negativer Ausschlag als S-Zacke. Die Bezeichnung R' wird gewählt für einen positiven, der S-Zacke folgenden Ausschlag. Ausschließlich negative Komplexe werden als QS bezeichnet. Die Dauer des QRS-Komplexes beträgt normalerweise nicht mehr als 0,10s (ein großes Kästchen). Q- und S-Zacken sind nicht obligat und nur in bestimmten Ableitungen physiologisch (s. Tabelle 3). Man unterscheidet physiologische Q-Zacken (s. S. 165) und pathologische Q-Zacken, z.B. nach Myokardinfarkt. Ein Infarkt-Q ist typischerweise tief und breit (0,04 s oder breiter, entsprechend 2 kleinen Kästchen). Ein tiefes breites Q in aVR ist nicht pathologisch; dies gilt auch für Ableitung III bei Vorliegen eines Linkstyps (s. S. 168). Q-Zacken in V_1 und V_2 sind immer pathologisch.

Tabelle 1. Normalwerte I

	Dauer	Amplitude	Polarität
P-Welle	bis 0,10 s	0,1–0,25 mV	meist positiv außer in aVR und evtl. in V_1 (positiv-negativ)
QRS-Komplex	bis 0,10 s	$S_{V1} + R_{V5/6} < 3,5$ mV $R_{V1} + S_{V5} < 1,05$ mV	je nach Ableitung und Lagetyp, meist positiv in I, II, aVF, negativ in aVR; negativ von $V_1 - V_{3/4}$, positiv von $V_{4/5} - V_6$
T-Welle	variabel	⅛–⅔ der zugehörigen R-Zacke	meist positiv (Ausnahme: aVR). In den Extremitätenableitungen außer in III immer konkordant zum QRS-Komplex; in den Brustwandableitungen positiv, in V_1 bis V_2 evtl. biphasisch oder negativ (Jugendliche)!
U-Welle	variabel	<25% der zugehörigen T-Welle in $V_2 - V_4 < 2$ mm	konkordant zur T-Welle

ST-Strecke

Die ST-Strecke umfaßt die Strecke vom Ende der S-Zacke bis zum Beginn der T-Welle. Isoelektrisches Intervall nach erfolgter Depolarisation beider Kammern.

T-Welle

Repolarisation beider Kammern. Die T-Welle folgt in ihrer Ausschlagrichtung meist der des QRS-Komplexes, kann aber in Ableitung III davon abweichen und ist in den Brustwand-

Tabelle 2. Normalwerte II

	Dauer	Verlauf	Bemerkung
PQ-Intervall	0,12–0,20 s		frequenzabhängig
PQ-Strecke	bis 0,12 s	isoelektrisch	Referenzlinie für ST-Verlauf
ST-Strecke	s. QT-Intervall	isoelektrisch, maximal um 0,1 mV angehoben, rechtspräkordial meist leicht angehoben	bei Tachykardie evtl. initial gesenkt, dann aber immer mit aufsteigendem Verlauf (aszendierende ST-Streckensenkung)
QT-Intervall	frequenz-, alters-, geschlechtsabhängig, bei Frequenz von 60–100 Schlägen/min Männer: 0,40–0,30 s Frauen: 0,44–0,30 s		zum Vergleich von QT-Zeiten unabhängig von der Herzfrequenz: $QT_C = QT/\sqrt{RR}$ $= 0,35 – 0,43$ s

ableitungen oft durchgehend positiv. Eine negative T-Welle in $V_1 (-V_{2/3})$ kann (besonders beim Jugendlichen) physiologisch sein.

QT-Intervall

Damit ist die Gesamtdauer der elektrischen Kammersystole gemeint. Anfang Q-Zacke bis Ende der T-Welle. Die Zeitdauer des QT-Intervalls ist frequenzabhängig (s. Tabelle 2).

U-Welle

Die U-Welle ist eine flache Erhebung im Anschluß an die T-Welle. Ihre Entstehung und Bedeutung sind noch nicht eindeutig geklärt.

Tabelle 3. Physiologische Q-Zacken

Ableitung	Dauer	Amplitude	Bemerkung
aVR	unabhängig	unabhängig	aVR für Infarktdiagnostik nicht verwertbar
III	unabhängig	unabhängig	Q_{III} bei Linkstyp, bei tiefer Inspiration wird Q_{III} kleiner
I	<0,04 s	<10% R_I	
II, III, aVF	<0,04 s	<25% $R_{II, III, aVF}$	Q_{III} bei Linkstyp s. oben
aVL	<0,02 s	<50% R_{aVL}	
$V_4 - V_6$	<0,03 s	<25% R_{V4-V6}	Q in $V_{1/2}$ immer pathologisch

1.4 Lagetypen

Während der Kammerdepolarisation läßt sich die Richtung des größten QRS-Momentanvektors in der Frontalebene anhand der Extremitätenableitungen bestimmen. Die räumliche Orientierung dieser „elektrischen Herzachse" wird durch verschiedene physiologische (z.B. Alter, Körperbau, Thoraxform) und pathologische Faktoren (z.B. Links- oder Rechtsherzbelastung, Reizleitungsstörungen) beeinflußt. Die genaue Kenntnis des Winkels, den die elektrische Herzachse mit der Horizontalen bildet, ist für klinische Zwecke nicht erforderlich. Statt dessen werden sog. „Lagetypen" beschrieben, die leicht aus der überwiegenden Ausschlagrichtung und Amplitude des QRS-Komplexes in den Ableitungen I, II und III bestimmt werden können (s. Tabelle 4, 5 und Abb. 6). Zur Beurteilung der überwiegenden Ausschlagrichtung und Amplitude wird die QRS-Nettofläche herangezogen, die durch

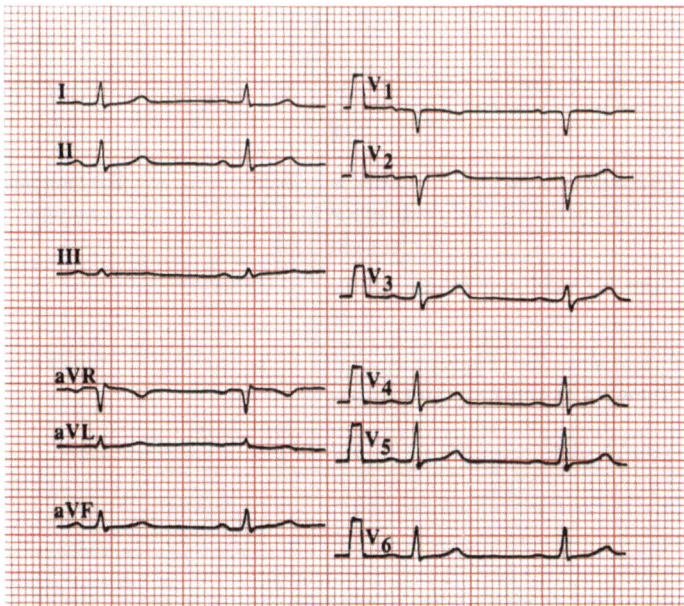

Abb. 4. Normales EKG. In aVR sind die P-Welle und die T-Welle negativ, der QRS-Komplex ist nach unten gerichtet (QS-Zacke). Die negative T-Welle in V_1 ist ebenfalls physiologisch. Die R-Amplitude in den Brustwandableitungen wird normalerweise von V_1 nach V_5 zunehmend größer

flächenmäßige Berücksichtigung der jeweils positiven und negativen Komponenten des QRS-Komplexes abgeschätzt werden kann (Abb. 5).

1.5 Physiologische EKG-Varianten

Physiologische EKG-Varianten sind Abweichungen vom typischen Kurvenverlauf ohne Vorliegen einer (kardialen) Grunderkrankung (Tabelle 6). Die Kenntnis solcher Normvarianten

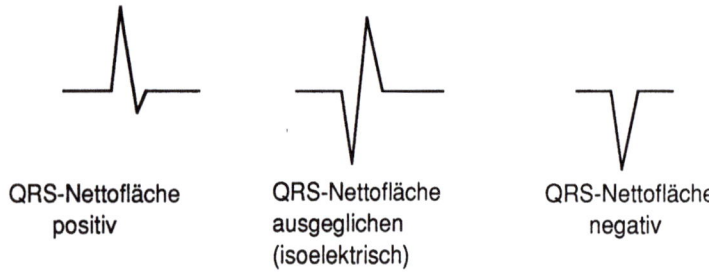

| QRS-Nettofläche positiv | QRS-Nettofläche ausgeglichen (isoelektrisch) | QRS-Nettofläche negativ |

Abb. 5. QRS-Nettofläche

Tabelle 4. Bestimmung des Lagetyps

Ableitung I	II	III		Lagetyp
+/–	+/–	+/–		Sagittaltyp
+	+	+	III > I	Steiltyp
+	+	+	I > III	Indifferenztyp (Normaltyp)
+	+	–		Linkstyp
+	–	–		überdrehter Linkstyp
–	–	–		extrem überdrehter Linkstyp
–	–	+		extrem überdrehter bzw. überdrehter Rechtstyp
–	+	+		Rechts- bis überdrehter Rechtstyp

ist vorwiegend aus differentialdiagnostischen Erwägungen bedeutsam. Neben Knotungen, Kerbungen und Splitterungen des QRS-Komplexes und der P-Welle sind v.a. von der Norm abweichende Grundrhythmen, Lagetypen, QRS-, ST- und T-Wellenverläufe zu beachten.

überdrehter Linkstyp

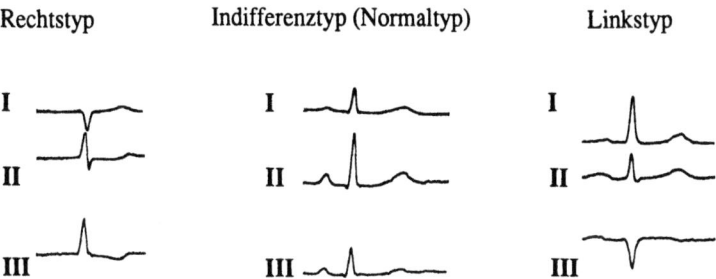

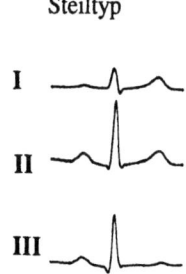

Abb. 6. Die wichtigsten Lagetypen

Tabelle 5. Lagetypen: klinische Bedeutung

Lagetyp	Physiologisch	Pathologisch
Überdrehter Rechtstyp		rechtsventrikuläre Hypertrophie, linksposteriorer Hemiblock
Rechtstyp	Kleinkinder, Astheniker	rechtsventrikuläre Hypertrophie, Lungenemphysem
Steiltyp	Jugendlicher, Astheniker	Rechtsherzbelastung, Lungenemphysem
Indifferenztyp	Normallage	
Linkstyp	Erwachsene >40 a, Adipositas	linksventrikuläre Hypertrophie
Überdrehter Linkstyp		linksventrikuläre Hypertrophie, linksanteriorer Hemiblock
Sagittaltyp	Normvariante (Astheniker)	rechtsventrikuläre Hypertrophie, schweres Emphysem

Es ist sehr wichtig, sich den physiologischen Kurvenverlauf in den einzelnen Ableitungen einzuprägen. Besondere Beachtung verdienen hierbei die Ableitungen V_1 und V_6. In Ableitung V_1 kann am leichtesten ein Rechtsschenkelblock bzw. eine rechtsventrikuläre Hypertrophie erkannt werden, in V_6 entsprechend ein Linksschenkelblock bzw. eine linksventrikuläre Hypertrophie.

Tabelle 6. Physiologische EKG-Varianten

	Normvarianten
Rhythmus	respiratorische Sinusarrhythmie, Sinusbradykardie oder AV-Knotenrhythmus bei Vagotonie, Sinustachykardie bei Sympathikotonie, Sinustachykardie bei Kindern
Lagetyp	Wechsel von Links-/Indifferenztyp zum Indifferenz-/Steiltyp bei tiefer Inspiration, Steil- bis Rechtstyp bei Kindern, Links- bis überdrehter Linkstyp bei älteren Erwachsenen
Q-Zacken	Q_{III}-Linkstyp (atemabhängig), Q in aVR
ST-Segment	konkav gebogenes ST-Segment mit überhöhtem Abgang bei Vagotonie, gesenkter ST-Abgang mit aszendierendem Verlauf bei Sympathikotonie
T-Welle	T-Negativierung V_1-V_4 bei ausgeprägter Trichterbrust, T-Abflachung, T-Negativierung (besonders V_2-V_5) postprandial (selten), T-Überhöhung bei Vagotonie

1.6 Diagnostische Sequenz

Bei der EKG-Beurteilung empfiehlt es sich, bestimmte Gesichtspunkte in einer festen Reihenfolge zu berücksichtigen. Häufig lassen sich Abweichungen vom normalen Kurvenverlauf durch einfache deskriptive Kriterien auf wenige Differentialdiagnosen eingrenzen. Die gewählte didaktische Vorgehensweise in diesem Buch (s. Übersicht S. 14) ist dabei folgende: Analyse von

1. Frequenz (normofrequent, tachykard, bradykard),
2. Rhythmus (regelmäßig, unregelmäßig, schmaler/breiter QRS-Komplex),
3. Lagetyp,
4. Amplituden-/Zeitwerte (PQ-Zeit, QT-Zeit),
5. Ischämie-/Infarktzeichen (QRS-Morphologie, ST-Strecke, T-Wellen).

Deskriptive Kriterien zur EKG-Beurteilung

1. Frequenz	tachykard? (>100 Schläge/min)		normofrequent? (60–100 Schläge/min)		bradykard? (<60 Schläge/min)	
2. Rhythmus	regelmäßig?	unregelmäßig?		QRS-Komplex schmal?		QRS-Komplex breit?
3. Lagetyp	QRS-Nettofläche positiv/negativ/isoelektrisch/in Ableitung I, II, III?					
4. Amplituden-Zeitwerte	P-/QRS-T-Amplitude	– normal? – hoch? – niedrig?	P-/QRS-Dauer	– normal? – verlängert?	PQ-/QT-Intervall	– normal? – lang? – kurz?
5. Ischämie-/Infarktzeichen	Q-Zacken	– vorhanden? – breit? – tief?	ST-Segment	– angehoben? – isoelektrisch? – gesenkt?	T-Welle	– überhöht? – flach? – isoelektrisch? – negativ?

2 EKG-Diagnostik

2.1 Frequenz und Rhythmus

2.1.1 Normofrequente Rhythmen (S. 18 f.)
2.1.2 Tachykarde Rhythmen (S. 64 f.)
2.1.3 Bradykarde Rhythmen (S. 108 f.)

2.1.1 Normofrequente Rhythmen

Tabelle 7. Normofrequente Rhythmen (60–100 Schläge/min)

	Grundrhythmus regelmäßig	Grundrhythmus unregelmäßig
QRS-Komplex schmal	• Sinusrhythmus • ektoper Vorhofrhythmus • akzelerierter AV-nodaler Rhythmus • Vorhofflimmern mit „Pseudoregularisierung" • Vorhofflattern/Vorhoftachykardie mit regelmäßiger, höhergradig blockierter AV-Überleitung	• supraventrikuläre Extrasystolie • absolute Arrhythmie bei Vorhofflimmern • Vorhofflattern/Vorhoftachykardie mit wechselnder Überleitung • Sinusarrhythmie • polytope atriale Ektopie („wandernder Schrittmacher")
QRS-Komplex breit	• wie oben mit vorbestehendem Schenkelblock • akzelerierter idioventrikulärer Rhythmus • Präexzitationssyndrom (WPW-Syndrom)	• wie oben mit vorbestehendem Schenkelblock
QRS-Komplex wechselnd	• intermittierender Schenkelblock • intermittierendes Präexzitationssyndrom	• ventrikuläre Extrasystolie • supraventrikuläre Extrasystolie mit frequenzabhängigem Schenkelblock

Regelmäßiger normofrequenter Rhythmus mit schmalem QRS-Komplex

Differentialdiagnose:

- Sinusrhythmus,
- ektoper Vorhofrhythmus,
- akzelerierter AV-nodaler Rhythmus,
- Vorhofflimmern mit Pseudoregularisierung,
- Vorhofflattern/Vorhoftachykardie mit regelmäßiger, höhergradig blockierter AV-Überleitung.

- **Sinusrhythmus**

Definition

Regelmäßige, vom Sinusknoten ausgehende Aktivierung des Herzens mit Frequenzen zwischen 60 und 100 Schlägen/min.

Ätiologie

Physiologischer Erregungsursprung.

EKG-Merkmale

Positive P-Welle in II, III, aVF. In aVR immer negativ, in aVL häufig flach. Die P-Welle ist in V_1 meist biphasisch mit positiver initialer Komponente und terminal negativer Komponente; von V_2 bis V_6 ist die P-Welle immer positiv. Die PQ-Zeit beträgt 120–200 ms.

Diagnostische Probleme

In der Regel keine.

Schwierigste Differentialdiagnose

Ektoper Vorhofrhythmus (s. Abb. 8). *Aber:* dort meist negative P-Welle in I, II, III und aVF.

Bemerkung

Auch Frequenzen unter 60/min (nachts, bei Sportlern) oder über 100/min (bei Jugendlichen) können durchaus physiologisch sein.

Normofrequenter Rhythmus, schmale QRS-Komplexe, regelmäßig

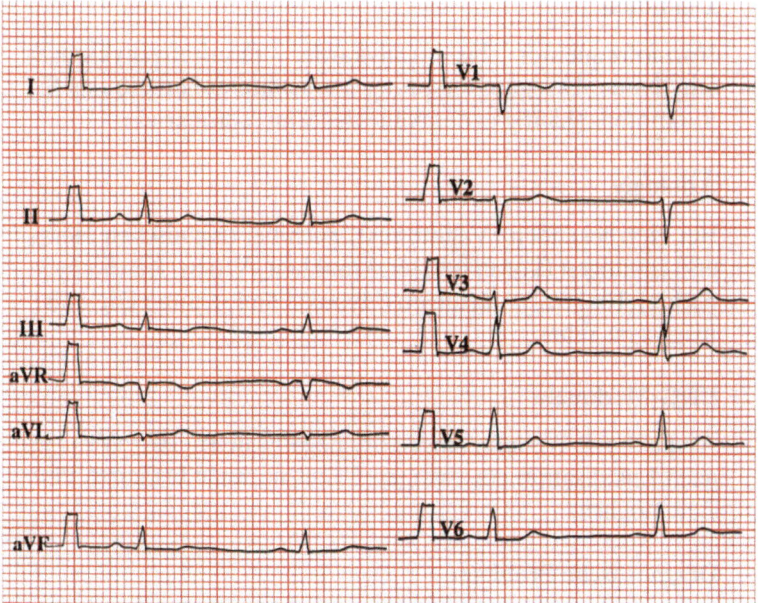

Abb. 7. Normofrequenter Sinusrhythmus mit einer Frequenz von 62/min. Positive P-Welle in II, III, aVF. In aVR ist die P-Welle negativ. Insgesamt unauffälliges EKG

- **Ektoper Vorhofrhythmus**

   Definition

   Normofrequenter bis tachykarder (Vorhoftachykardie) Rhythmus, Erregungsursprung im Vorhof außerhalb des Sinusknotens (häufig in der Nähe des Sinus coronarius).

   Ätiologie

   Bei Herzgesunden (Vagotonus), auch bei organischen Herzerkrankungen (koronare Herzkrankheit, Vitien, Kardiomyopathie), Elektrolytstörungen (Hypokaliämie), unter Digitalis. Insgesamt selten.

   EKG-Merkmale

   Atypische P-Wellen-Achse (oft negativ in II, III, aVF), je nach Lokalisation des ektopen Fokus normale bis kurze PQ-Zeit möglich.

   Diagnostische Probleme

   P-Wellen-Achse und -Morphologie mitunter nur geringfügig von „normaler" P-Welle abweichend.

   Schwierigste Differentialdiagnose

   Sinusrhythmus.

   Diagnostische Hilfen

   Gelegentlich spontaner Wechsel zwischen ektopem Vorhofrhythmus und Sinusrhythmus, der das Vorliegen zweier unterschiedlicher P-Wellen erkennen läßt (s. Abb. 67).

Normofrequenter Rhythmus, schmale QRS-Komplexe, regelmäßig

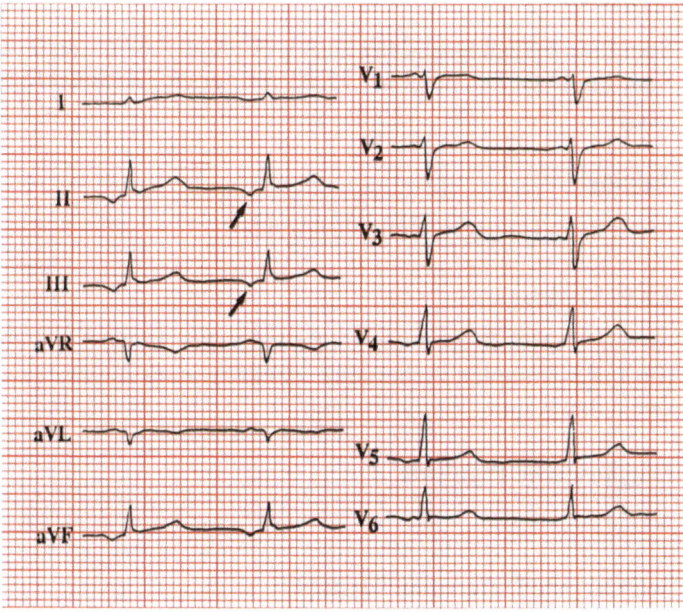

Abb. 8. Ektoper Vorhofrhythmus. Frequenz 72/min. Negative P-Welle in II, III *(Pfeile)* und aVF

• **Akzelerierter AV-nodaler Rhythmus**

Definition

Spontane Erregungsbildung im AV-Knoten, die Frequenz des Sinusknotens übersteigend. Meist retrograde Vorhofaktivierung.

Ätiologie

Meist beim Herzgesunden (Vagotonus).

EKG-Merkmale

Normale QRS-Komplexe, häufig keine erkennbare P-Welle (im QRS-Komplex verborgen), isoelektrisches Intervall zwischen den Kammeraktivierungen.

Diagnostische Probleme

Keine.

Schwierigste Differentialdiagnose

Vorhofflimmern mit Pseudoregularisierung (s. Abb. 10).

Diagnostische Hilfen

Belastungs-EKG. Darunter Anstieg der Sinusfrequenz und Übernahme der Schrittmacherfunktion durch den Sinusknoten.

Normofrequenter Rhythmus, schmale QRS-Komplexe, regelmäßig

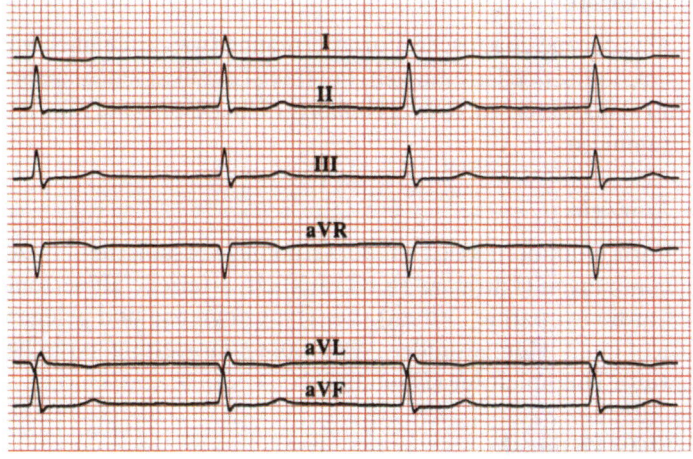

Abb. 9. AV-nodaler Rhythmus, Herzfrequenz 60/min. Dargestellt sind nur die Extremitätenableitungen. Keine erkennbaren P-Wellen; isoelektrisches Intervall zwischen den QRS-Komplexen

- **Vorhofflimmern mit „Pseudoregularisierung"**

Definition

Asynchrone chaotische Vorhoferregung (wahrscheinlich multiple kreisende Erregungen) mit (meist medikamentös bedingter) langsamer, relativ regelmäßiger Überleitung auf die Herzkammern.

Ätiologie

Vorhofflimmern meist auf der Grundlage organischer Herzerkrankungen (koronare Herzkrankheit, arterielle Hypertonie, Kardiomyopathie, Vitien), bei Hyperthyreose und gelegentlich beim Herzgesunden. Pseudoregularisierung typischerweise Therapiefolge (Digitalis).

EKG-Merkmale

Keine erkennbaren P-Wellen. Flimmerwellen besonders deutlich in V_1 erkennbar. Kammertätigkeit anscheinend regelmäßig.

Diagnostische Probleme

Flimmerwellen manchmal nicht eindeutig auszumachen. Bei „grobwelligem" Vorhofflimmern schwierige Abgrenzung zum Vorhofflattern.

Schwierigste Differentialdiagnose

Akzelerierter AV-nodaler Ersatzrhythmus. *Aber:* dort isoelektrisches Intervall zwischen den Kammeraktivierungen.

Diagnostische Hilfen

Im „Rhythmusstreifen" häufig doch leicht unregelmäßige Kammeraktivierung nachweisbar.

Normofrequenter Rhythmus, schmale QRS-Komplexe, „regelmäßig"

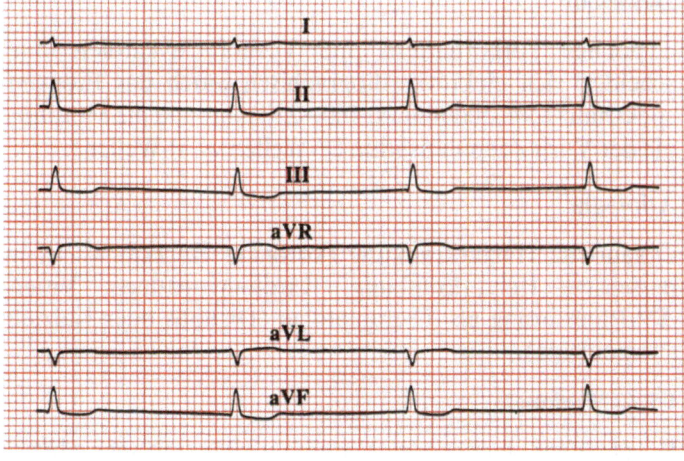

Abb. 10. Vorhofflimmern mit Pseudoregularisierung, Herzfrequenz um 60/min. In den dargestellten Extremitätenableitungen I – aVF scheinbar regelmäßiger Herzrhythmus, bei exaktem „Auszirkeln" ist jedoch eine leicht unregelmäßige Kammeraktivierung nachweisbar. Typische „muldenförmige" ST-Senkung in II, III und aVF infolge Digitalisgabe

- **Vorhofflattern/Vorhoftachykardie mit regelmäßiger, höhergradig blockierter AV-Überleitung**

Definition

Typisches Vorhofflattern und Vorhoftachykardien unterscheiden sich elektrokardiographisch durch das Frequenzspektrum (250–300/min vs. 100–250/min) und die Morphologie der Vorhofdepolarisation (F-Wellen vs. P-Wellen).

Ätiologie

Organische Herzerkrankung (koronare Herzkrankheit, hypertensive Herzerkrankung, Kardiomyopathien, Vitien), AV-Blockierung als Therapiefolge (Digitalis oder Kalziumantagonisten).

EKG-Merkmale

Regelmäßige, tachykarde Vorhofaktivität (mit sägezahnartigen Flatterwellen oder P-Wellen), in festem Verhältnis (z.B. 4:1) von QRS-Komplexen gefolgt.

Diagnostische Probleme

In der Regel keine.
Vorhofaktivität gelegentlich nicht eindeutig identifizierbar.

Schwierigste Differentialdiagnose

Grobwelliges Vorhofflimmern mit Pseudoregularisierung. *Aber:* dort häufig doch leicht unregelmäßiger Kammerrhythmus.

Diagnostische Hilfen

Rhythmusstreifen.

Normofrequenter Rhythmus, schmale QRS-Komplexe, regelmäßig

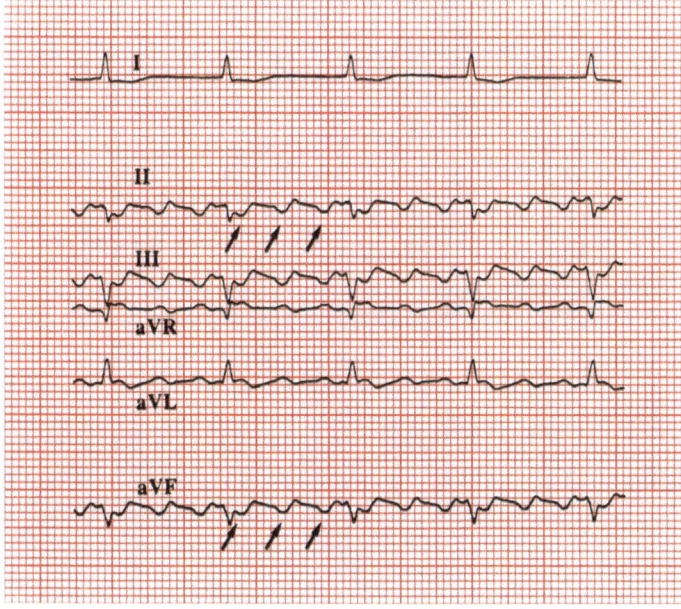

Abb. 11. Vorhofflattern mit regelmäßiger Überleitung auf die Herzkammern. Deutlich erkennbare Flatterwellen in II, III und aVF *(Pfeile)*. Vorhoffrequenz 270/min mit 3:1-Überleitung auf die Herzkammern (Kammerfrequenz 90/min)

Normofrequenter Rhythmus, schmale QRS-Komplexe, regelmäßig

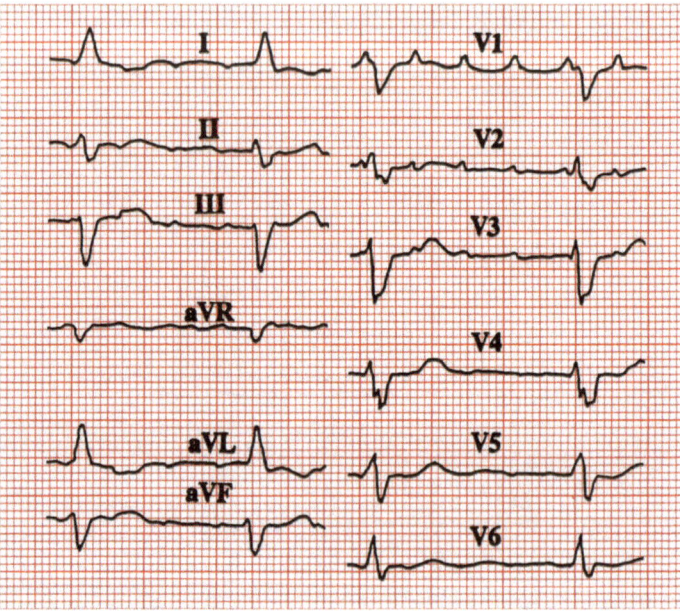

Abb. 12. Vorhoftachykardie mit einer Frequenz von 240/min und 4:1-Überleitung mit resultierender Kammerfrequenz von 60/min. Die P-Wellen sind in V_1 besonders gut erkennbar. QRS-Komplex mit 0,10 s an der oberen Normgrenze

Unregelmäßiger normofrequenter Rhythmus mit schmalem QRS-Komplex

Differentialdiagnose:

- Supraventrikuläre Extrasystolie,
- absolute Arrhythmie bei Vorhofflimmern,
- Vorhofflattern/Vorhoftachykardie mit wechselnder Überleitung,
- Sinusarrhythmie,
- polytope atriale Ektopie („wandernder Schrittmacher").

● **Sinusrhythmus mit supraventrikulärer Extrasystolie**

Definition

Vorzeitige ektope Vorhofaktivierung während Sinusrhythmus.

Ätiologie

Mit und ohne organische Herzerkrankung auftretend; Hyperthyreose, Digitalis, Elektrolytstörungen.

EKG-Merkmale

Normofrequenter Sinusrhythmus unterbrochen durch einzelne vorzeitige Vorhofaktionen mit nachfolgender vorzeitiger Kammererregung. Typischerweise Änderung von P-Wellen-Morphologie und -Achse, Verlängerung der PQ-Zeit. In der Regel nichtkompensatorische Pause (s. Abb. 13).

Diagnostische Probleme

P-Welle in vorausgegangener T-Welle verborgen.

Schwierigste Differentialdiagnose

Vorhofflimmern. *Aber:* dort kein identifizierbarer regelmäßiger Grundrhythmus, keine erkennbaren P-Wellen.

Diagnostische Hilfen

Rhythmusstreifen: häufige längere regelmäßige Phasen.

Bemerkungen

Bei vorzeitiger Vorhofdepolarisation noch innerhalb der Refraktärzeit des AV-Knotens findet keine Überleitung auf die Kammern statt. Der Grundrhythmus erscheint dann gleichfalls unregelmäßig, ohne daß kurz aufeinanderfolgende QRS-Komplexe auszumachen wären. Bei genauer Analyse ist die isolierte vorzeitige P-Welle meist auszumachen.

Normofrequenter Rhythmus, schmale QRS-Komplexe, unregelmäßig

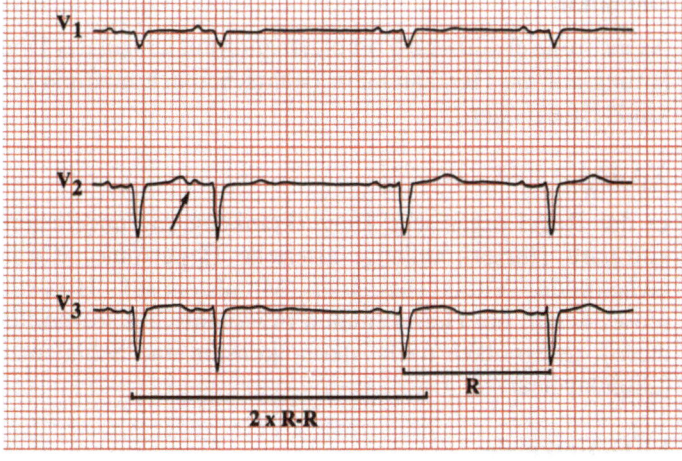

Abb. 13. Sinusrhythmus mit supraventrikulärer Extrasystolie. Der *Pfeil* deutet auf eine vorzeitig auftretende P-Welle mit geänderter P-Wellen-Achse. Nichtkompensatorische Pause (prä- und postextrasystolischer QRS-Komplex folgen im Abstand von weniger als 2 typischen RR-Intervallen)

- **Absolute Arrhythmie bei Vorhofflimmern**

Definition

Asynchrone chaotische Vorhoferregung mit irregulärer Überleitung auf die Herzkammern (wahrscheinlich multiple kreisende Erregungen).

Ätiologie

In der Regel organische Herzerkrankung zugrundeliegend: koronare Herzerkrankung, arterielle Hypertonie, Kardiomyopathien, Vitien (besonders Mitralstenose), Hyperthyreose. Selten bei Herzgesunden (idiopathisches Vorhofflimmern), gelegentlich nach Alkoholkonsum und Schlafentzug („holiday heart").

EKG-Merkmale

Absolut arrhythmische Kammertätigkeit ohne erkennbare P-Wellen, in V_1 Flimmerwellen am besten erkennbar.

Diagnostische Probleme

Pseudoregularisierung unter antiarrhythmischer Therapie (Digitalis; s. Abb. 10).

Schwierigste Differentialdiagnose

- Supraventrikuläre Extrasystolie. *Aber:* dort identifizierbarer regelmäßiger Grundrhythmus.
- Vorhofflattern mit wechselnder Überleitung. *Aber:* dort regelmäßige Flatterwellen erkennbar (II, III, aVF).

Diagnostische Hilfen

Rhythmusstreifen; Karotissinusdruck: Kammerfrequenzsenkung, fehlende P- oder Flatterwellen.

Normofrequenter Rhythmus, schmale QRS-Komplexe, unregelmäßig

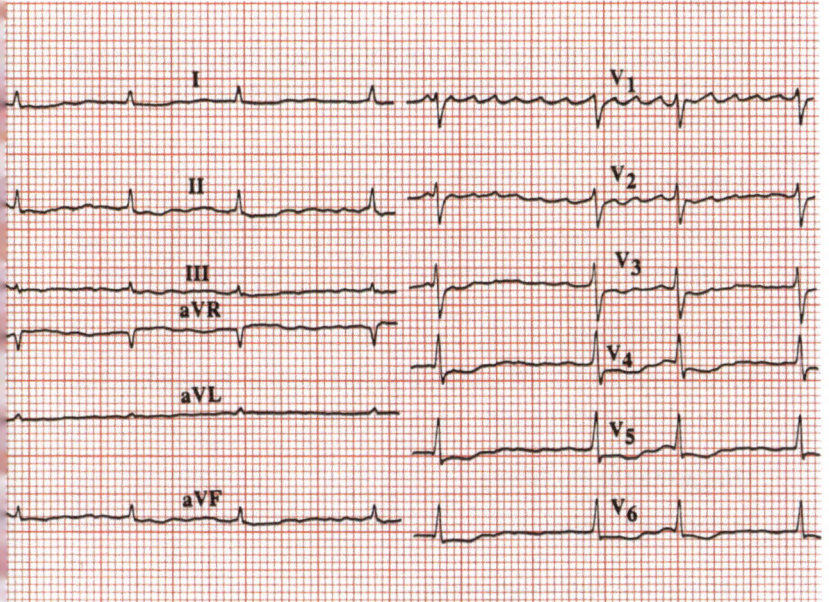

Abb. 14. Absolute Arrhythmie bei Vorhofflimmern. Absolut unregelmäßige Überleitung auf die Herzkammern, in V_1 sind die Flimmerwellen besonders gut zu erkennen (grobwelliges Vorhofflimmern). Herzfrequenz schwankend zwischen 60 und 100/min

- **Vorhofflattern/Vorhoftachykardie mit wechselnder Überleitung**

Definition

Kreisende Erregungen auf Vorhofebene. Meist als Therapiefolge verlangsamte, unregelmäßige Überleitung auf die Herzkammern.

Ätiologie

Organische Herzerkrankung (koronare Herzerkrankung, hypertensive Herzerkrankung, Kardiomyopathien, Vitien).

EKG-Merkmale

Flatterwellen in II, III und aVF gut erkennbar, unregelmäßige Überleitung (wechselnd 3:1, 4:1, 5:1).

Diagnostische Probleme

In der Regel keine.

Schwierigste Differentialdiagnose

„Grobes" Vorhofflimmern. *Aber:* dort keine geordnete Vorhofaktivität erkennbar.

Diagnostische Hilfen

Rhythmusstreifen.

Bemerkung: Ohne medikamentöse Beeinflussung (z.B. durch Digitalis) am häufigsten 2:1-Überleitung der Flatterwellen auf Kammerebene, somit regelmäßige Kammerfrequenz um 150/min (s. Abb. 32)

Normofrequenter Rhythmus, schmale QRS-Komplexe, unregelmäßig

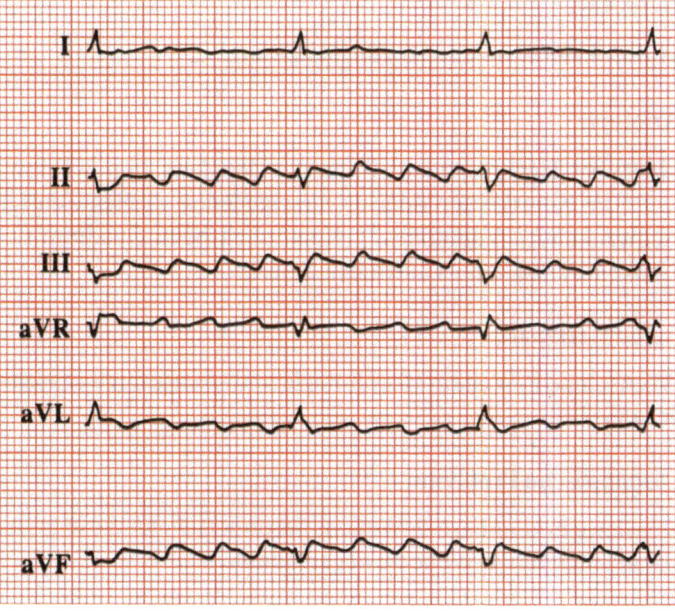

Abb. 15. Vorhofflattern mit wechselnder Überleitung auf die Herzkammern. Flatterwellen in Ableitung II, III und aVF gut erkennbar. Kammerfrequenz schwankend zwischen 60 und 100/min

- **Polytope atriale Ektopie („wandernder Schrittmacher")**

Definition

Multifokaler atrialer Erregungsursprung.

Ätiologie

Meist bei Herzgesunden. Früheste Depolarisation wechselweise im Sinusknoten oder in verschiedenen atrialen Zentren (schwankender Vagotonus?). Kann auch beim Syndrom des kranken Sinusknotens auftreten. Selten.

EKG-Merkmale

Wechselnde P-Wellen-Morphologie und -Achse mit wechselnder PQ-Zeit.

Diagnostische Probleme

Schwierig erkennbare P-Wellen, besonders wenn diese in der vorangehenden T-Welle zu liegen kommen.

Schwierigste Differentialdiagnose

Sinusarrhythmie. *Aber:* dort identische P-Wellen-Morphologie. Vorhofflimmern. *Aber:* dort keine erkennbaren P-Wellen.

Diagnostische Hilfen

Rhythmusstreifen.

Normofrequenter Rhythmus, schmale QRS-Komplexe, unregelmäßig

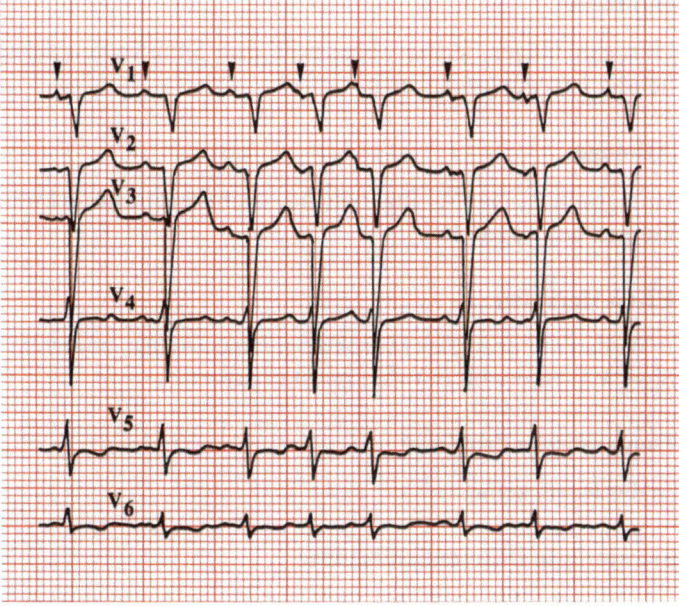

Abb. 16. Wandernder Schrittmacher. Dargestellt sind die Ableitungen V_1–V_6. Ständiger Wechsel von P-Wellen-Morphologie und PQ-Intervall *(Pfeile)*

- **Sinusarrhythmie**

Definition

Unregelmäßiger, jedoch regelrecht vom Sinusknoten ausgehender Erregungsursprung.

Ätiologie

Herzgesunde, häufig Jugendliche, atemsynchrone Schwankungen des Vagotonus.

EKG-Merkmale

P-Wellen mit normaler Morphologie und -Achse, unregelmäßiges P-P-Intervall, PQ-Zeit meist konstant.

Diagnostische Probleme

In der Regel keine.

Schwierigste Differentialdiagnose

Wandernder Schrittmacher: *Aber:* dort wechselnde P-Wellen-Morphologie und -Achse.

Diagnostische Hilfen

Rhythmusstreifen (Atemmanöver).

Normofrequenter Rhythmus, schmale QRS-Komplexe, unregelmäßig

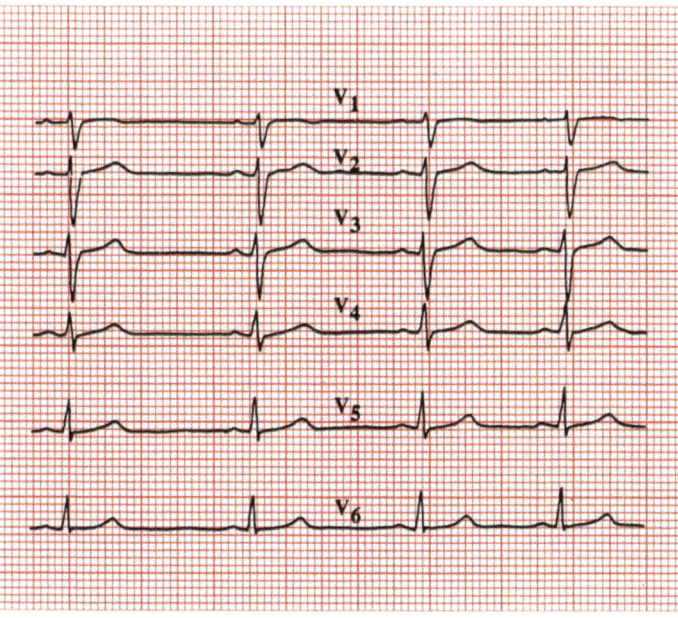

Abb. 17. Respiratorische Arrhythmie bei Jugendlichem. Durchgehend Sinusrhythmus. Die P-Wellen-Morphologie und -Achse ändern sich nicht

Regelmäßiger normofrequenter Rhythmus mit breiten QRS-Komplexen

Differentialdiagnose:

- Sämtliche regelmäßige supraventrikuläre Rhythmen bei vorbestehendem Schenkelblock,
- akzelerierter idioventrikulärer Rhythmus,
- Präexzitationssyndrom (WPW-Syndrom).

- **Akzelerierter idioventrikulärer Rhythmus**

Definition

Spontane Erregungsbildung im Ventrikel, die Frequenz des Sinusknotens übersteigend.

Ätiologie

Häufiger bei akuter Ischämie oder Reperfusion nach Myokardinfarkt, aber auch beim Herzgesunden.

EKG-Merkmale

Regelmäßige, breit konfigurierte QRS-Komplexe mit oft atypischer Achse (überdrehter Rechts- oder Linkstyp). Frequenz maximal 100/min.

Diagnostische Probleme

Vorhofaktivierung häufig nur schwer erkennbar.

Schwierigste Differentialdiagnose

Frequenzabhängiger Schenkelblock. *Aber:* dabei oft typisches Schenkelblockbild, bei Sinusrhythmus vorausgehende P-Welle.

Diagnostische Hilfen

Bei Anstieg der Sinusfrequenz (spontan, körperliche Belastung, Atropin) Übergang zu normalem Sinusrhythmus.

Normofrequenter Rhythmus, breite QRS-Komplexe, regelmäßig

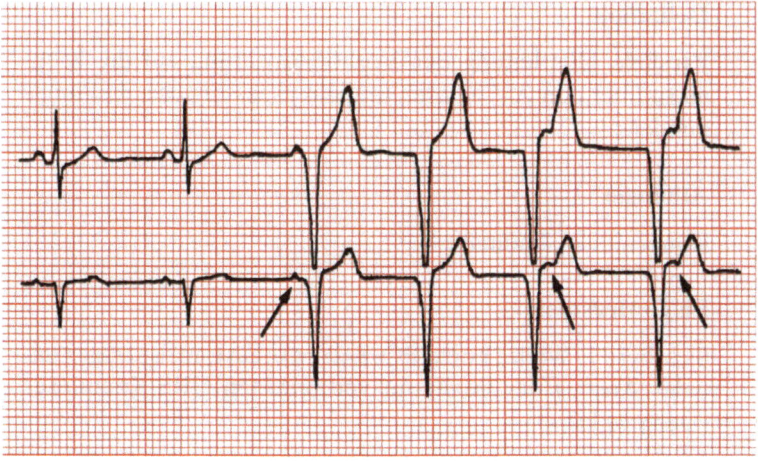

Abb. 18. Idioventrikulärer Rhythmus. Links: Sinusrhythmus mit gut erkennbarer P-Welle und schlanken QRS-Komplexen. *Im rechten Bildteil* übernimmt ein ventrikuläres Erregungszentrum die Schrittmacherfunktion des Herzens, so treten breite, schenkelblockartige Kammerkomplexe auf. Der 1. spontanen Kammeraktion geht eine nicht mehr übergeleitete Vorhofdepolarisation voraus *(Pfeil links)*. Im ST-Segment der 3. und 4. Kammeraktion sind weitere nicht übergeleitete P-Wellen erkennbar *(Pfeile rechts)*

- **Präexzitationssyndrom (WPW-Syndrom)**

Definition

Parallele Überleitung der Vorhofaktivierung auf die Kammern über den AV-Knoten und ein akzessorisches Leitungsbündel.

Ätiologie

Kongenitale „Anomalie".

EKG-Merkmale

Sichtbare P-Welle, kurze PQ-Zeit (<0,12s), meist träger initialer Anstieg des insgesamt verbreiterten QRS-Komplexes (Deltawelle).

Diagnostische Probleme

Bei wenig ausgeprägter Präexzitation Deltawelle nicht immer als solche erkennbar.

Schwierigste Differentialdiagnose

Sinusrhythmus mit vorbestehendem Schenkelblock.
Aber: dabei normale PQ-Zeit und oft typisches Schenkelblockbild.

Diagnostische Hilfen

Anamnese: Paroxysmale Tachykardien.

Normofrequenter Rhythmus, breite QRS-Komplexe, regelmäßig

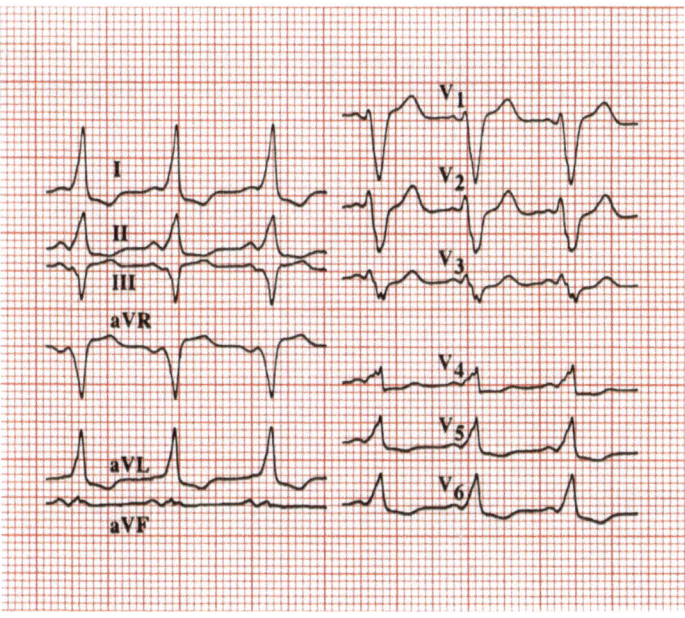

Abb. 19. WPW-Syndrom. Kurze PQ-Zeit, verbreiterter QRS-Komplex mit Deltawelle. Der geänderte Ablauf der Depolarisation (Präexzitation) macht sich gleichfalls in einer veränderten Repolarisation bemerkbar (deszendierende ST-Streckensenkung in I, aVL, V_5 und V_6)

Unregelmäßiger normofrequenter Grundrhythmus mit breitem QRS-Komplex

Differentialdiagnose:

- Sämtliche unregelmäßige supraventrikuläre Grundrhythmen (z.B. Arrhythmia absoluta) bei vorbestehendem Schenkelblock.

Normofrequenter Rhythmus, breite QRS-Komplexe, unregelmäßig

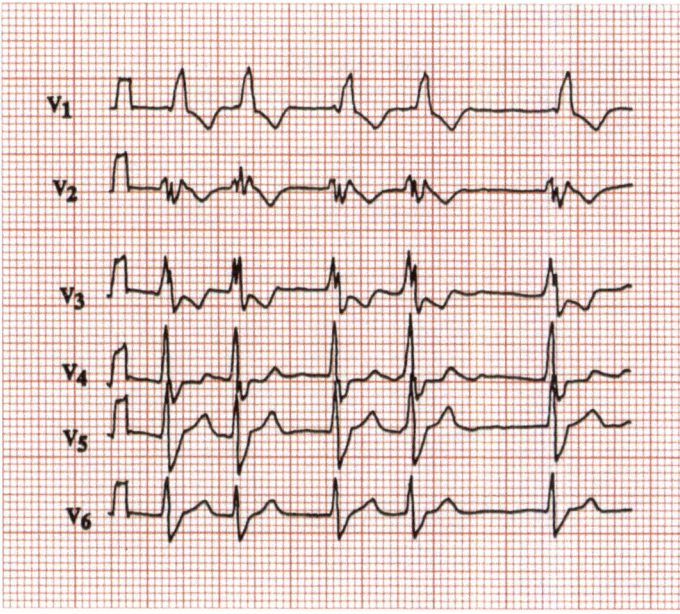

Abb. 20. Absolute Arrhythmie bei Vorhofflimmern und Rechtsschenkelblock. Breite deformierte Kammerkomplexe in V_1-V_6, unregelmäßige Überleitung

Regelmäßiger normofrequenter Grundrhythmus mit intermittierend breiten QRS-Komplexen

Differentialdiagnose:

- Intermittierender Schenkelblock,
- intermittierendes Präexzitationssyndrom (WPW-Syndrom).

Normofrequenter Rhythmus, intermittierend breite QRS-Komplexe, regelmäßig

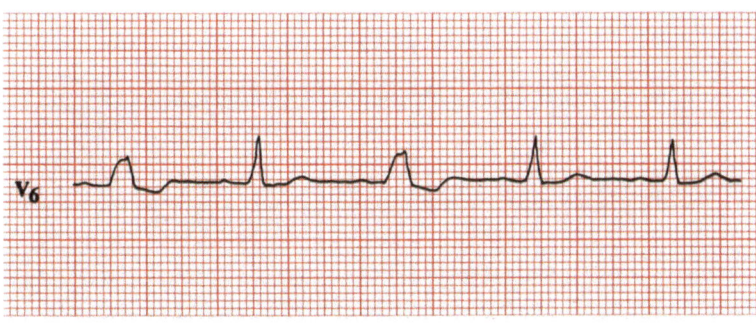

Abb. 21. Intermittierender Linksschenkelblock. Kein Bigeminus! Den breiten Kammerkomplexen geht jeweils eine P-Welle im selben Abstand wie den schmalen QRS-Komplexen voraus

Normofrequenter Rhythmus, intermittierend breite QRS-Komplexe, regelmäßig

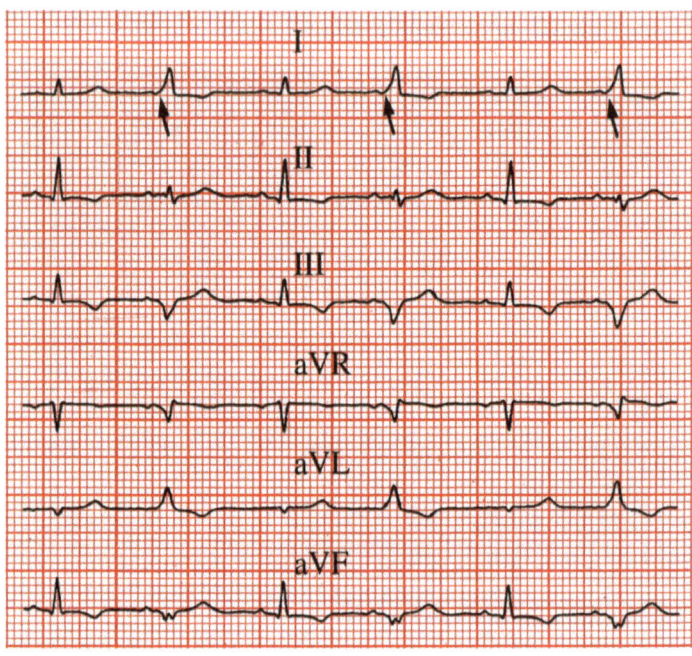

Abb. 22. Intermittierendes WPW-Syndrom. Nur jeder zweite QRS-Komplex weist eine Deltawelle auf *(Pfeile),* kein Bigeminus. Den breiten Kammerkomplexen geht jeweils eine P-Welle mit verkürztem PQ-Intervall voraus

Unregelmäßiger normofrequenter Grundrhythmus mit intermittierend breiten Kammerkomplexen

Differentialdiagnose:

- Ventrikuläre Extrasystolie,
- supraventrikuläre Extrasystolie mit frequenzabhängigem Schenkelblock,
- Vorhofflimmern mit frequenzabhängigem Schenkelblock.

- **Ventrikuläre Extrasystolie**

Definition

Ektoper ventrikulärer Erregungsursprung, von konstantem Erregungszentrum (monotop) oder wechselndem Erregungszentrum ausgehend (polytop). Auftreten als Bigeminus (im Wechsel mit Sinusrhythmus), in Paaren (Couplets) oder Salven (z.B. 3er-Salve, 5er-Salve).

Ätiologie

Nach Myokardinfarkt, Myokarditis, bei Kardiomyopathien, nicht selten bei Herzgesunden.

EKG-Merkmale

Vorzeitig einfallende, breite Kammerkomplexe mit meist negativer T-Welle ohne vorausgehende Vorhofaktivität. In der Regel kompensatorische postextrasystolische Pause (s. Abb. 23).

Diagnostische Probleme

In der Regel keine.

Schwierigste Differentialdiagnose

Supraventrikuläre Extrasystolie mit aberranter Überleitung. *Aber:* dort vorausgehende Vorhofaktivität mit (allerdings oft nicht) erkennbarer P-Welle, häufig typisches Rechts- oder Linksschenkelblock-Bild, meist nichtkompensatorische postextrasystolische Pause.

Diagnostische Hilfen

Rhythmusstreifen.

Normofrequenter Rhythmus, intermittierend breite QRS-Komplexe, unregelmäßig

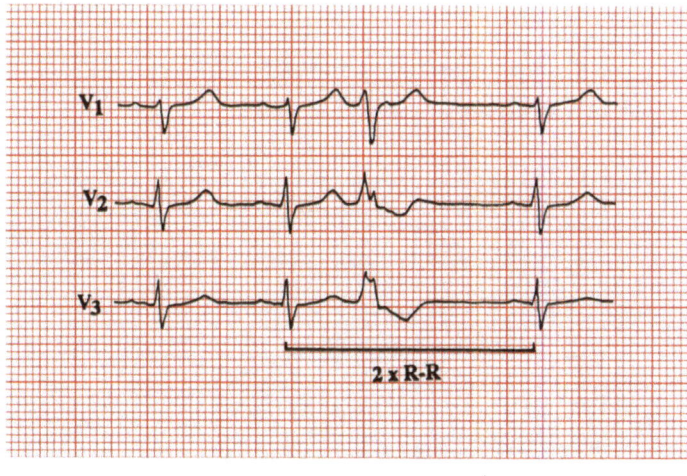

Abb. 23. Ventrikuläre Extrasystole. Deformierter Kammerkomplex ohne vorausgehende P-Welle; kompensatorische Pause (nachfolgender QRS-Komplex nach doppeltem R-R-Intervall)

Normofrequenter Rhythmus, intermittierend breite QRS-Komplexe, unregelmäßig

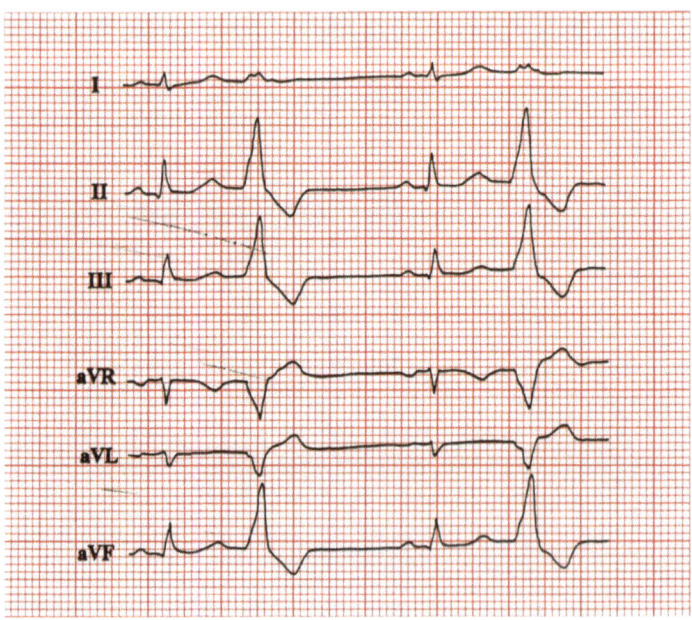

Abb. 24. Bigeminus. Wechsel von Sinusschlägen und ventrikulären Extrasystolen

Normofrequenter Rhythmus, intermittierend breite QRS-Komplexe, unregelmäßig

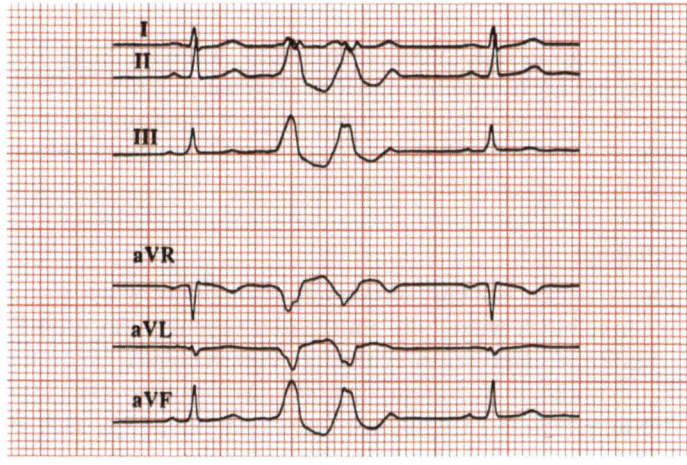

Abb. 25. Couplet. Zunächst Sinusrhythmus, dann 2 aufeinanderfolgende ventrikuläre Extrasystolen (Couplet) bei einem Patienten mit koronarer Herzerkrankung

- **Supraventrikuläre Extrasystolie mit frequenzabhängigem Schenkelblock**

Definition

Vorzeitige ektope Vorhofaktivierung während Sinusrhythmus, bei noch bestehender Refraktärzeit in einem Schenkel des Reizleitungsystems. Überleitung auf die Kammern unter dem Bild eines Rechts- oder (seltener) Linksschenkelblockes (Syn. aberrante Überleitung).

Ätiologie

Physiologisch bei kurzem Kopplungsintervall, dabei Rechtsschenkelblock wegen der im rechten Schenkel längeren Refraktärzeit. Bei entsprechender Vorschädigung (koronare Herzkrankheit, Kardiomyopathien, Myokarditis etc.) Blokkierung auch bei längerem Kopplungsintervall (je nach Befallsmuster) im linken oder rechten Schenkel.

EKG-Merkmale

Vorzeitig einfallender Kammerkomplex mit typisch rechtsschenkelblockartiger (seltener linksschenkelblockartiger) Deformierung. Manchmal vorangehende P-Welle erkennbar, meist nichtkompensatorische postextrasystolische Pause.

Schwierigste Differentialdiagnose

Ventrikuläre Extrasystolie. *Aber:* dort deformierte Kammerkomplexe ohne typisches Schenkelblockbild, meist kompensatorische postextrasystolische Pause.

Diagnostische Hilfen

Bei ventrikulärer Extrasystole oft bizarre QRS-Achse (extrem überdrehter Links- oder Rechtstyp).

Normofrequenter Rhythmus, intermittierend breite QRS-Komplexe, unregelmäßig

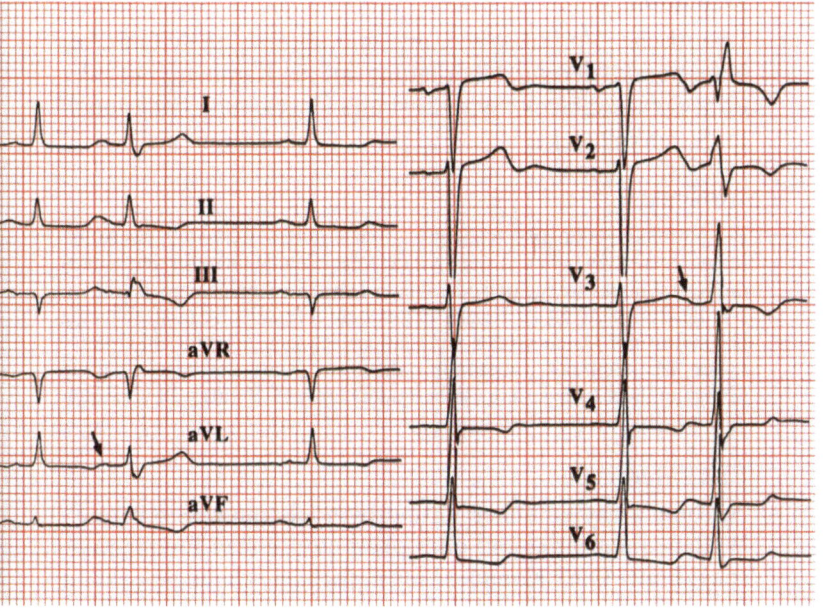

Abb. 26. Supraventrikuläre Extrasystole mit aberranter Überleitung. Keine ventrikuläre Extrasystolie. Den breiten, rechtsschenkelblockförmigen QRS-Komplexen geht jeweils eine P-Welle voraus *(Pfeile)!* Außerdem nichtkompensatorische postextrasystolische Pause! Linkstyp. Tiefe S-Zacke in V_1, hohe R-Amplitude in V_5 als Zeichen einer linksventrikulären Hypertrophie

- **Vorhofflimmern mit frequenzabhängigem Schenkelblock**

Definition

Chaotische Vorhofaktivierung mit absolut arrhythmischer Kammeraktivierung. Überleitung auf die Kammern mit oder ohne Schenkelblock (Syn. aberrante Überleitung, funktioneller Schenkelblock).

Ätiologie

Bei normalem oder vorgeschädigtem Reizleitungssystem kann das Kopplungsintervall zwischen 2 aufeinanderfolgenden Kammeraktivierungen die Refraktärzeit im rechten oder linken Tawara-Schenkel unterschreiten. Da die Refraktärzeit im Reizleitungssystem ihrerseits frequenzabhängig ist (nimmt mit abnehmender Stimulationsfrequenz zu), tritt ein funktioneller Schenkelblock insbesondere dann auf, wenn der letzten normal übergeleiteten Aktivierung ein besonders langes RR-Intervall vorausgegangen war (Ashman-Phänomen).

EKG-Merkmale

Absolut arrhythmischer Grundrhythmus ohne sichtbare P-Wellen, intermittierend oder phasenweise (bei Frequenzanstieg) breite QRS-Komplexe mit typischem Schenkelblockbild (meist Rechtsschenkelblock).

Schwierigste Differentialdiagnose

Ventrikuläre Extrasystolie bzw. ventrikuläre Salven. *Aber:* dort kein typisches Schenkelblockbild, oft bizarre QRS-Achse. Kompensatorische Pause.

Diagnostische Hilfen

Der Nachweis eines typischen Ashman-Phänomens (langes Intervall zwischen 2 normal übergeleiteten Kammeraktivierungen, nachfolgender eng gekoppelter verbreiterter QRS-Komplex) macht das Vorliegen eines funktionellen Schenkelblockes sehr wahrscheinlich. Weitere breite QRS-Komplexe mit identischer Morphologie in derselben Aufzeichnung können dann ebenfalls als supraventrikulär angesehen werden.

Normofrequenter Rhythmus, intermittierend breite QRS-Komplexe, unregelmäßig

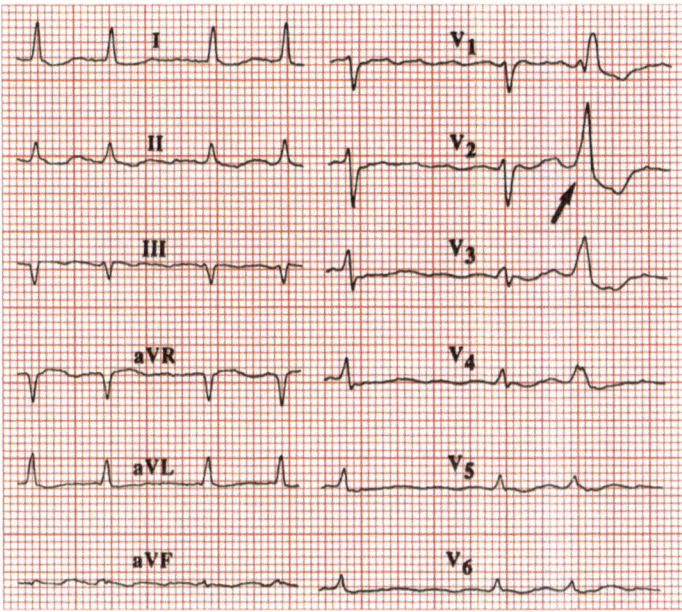

Abb. 27. Ashman-Phänomen. Vorhofflimmern mit intermittierendem Rechtsschenkelblock. Typischerweise zeigt eine relativ früh übergeleitete Kammeraktion *(Pfeil)* bei Vorhofflimmern eine aberrante Überleitung (funktioneller Schenkelblock), keine ventrikuläre Extrasystole

Normofrequenter Rhythmus, intermittierend breite QRS-Komplexe, unregelmäßig

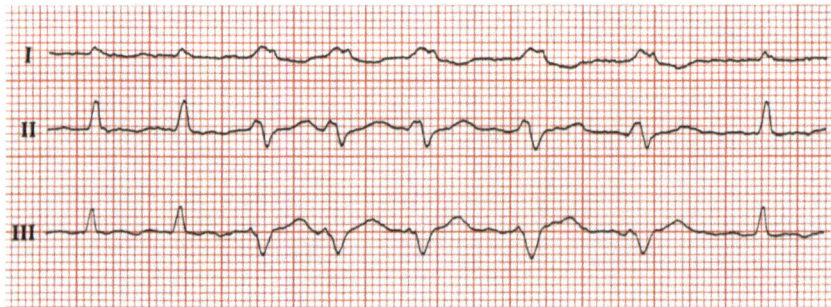

Abb. 28. Vorhofflimmern mit intermittierendem Linksschenkelblock. Ein Linksschenkelblock trat bei diesem Patienten mit chronischem Vorhofflimmern unter Frequenzanstieg beim Belastungs-EKG auf

Normofrequenter Rhythmus, wechselnd breite QRS-Komplexe, unregelmäßig

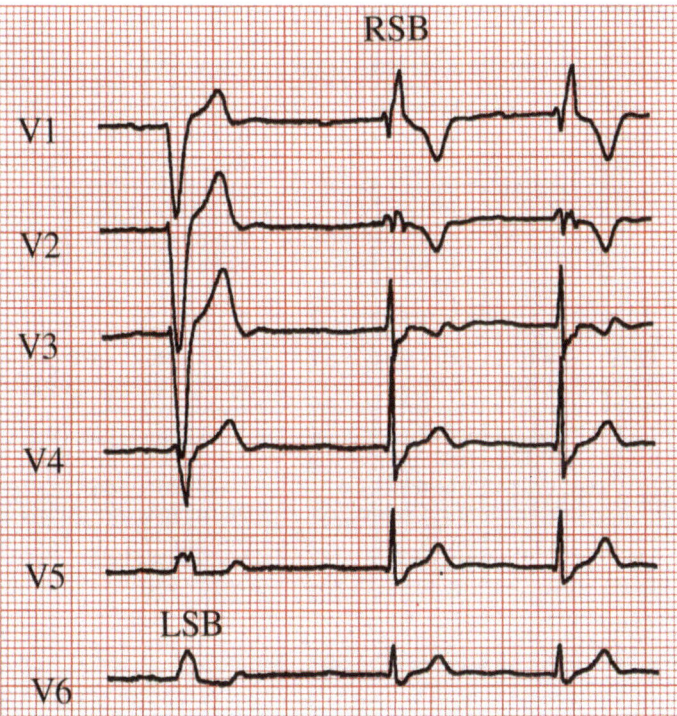

Abb. 28a. Bilateraler Schenkelblock. Wechsel von Linksschenkelblock (LSB, links) zu Rechtsschenkelblock (RSB, rechts). Verlängerung der PQ-Zeit bei Übergang von LSB zu RSB! Drohender trifaszikulärer Block, Schrittmacherindikation!

2.1.2 Tachykarde Rhythmen

Tabelle 8. Tachykarde Rhythmen (>100 Schläge/min)

	Grundrhythmus regelmäßig	Grundrhythmus unregelmäßig
QRS-Komplex schmal	• Sinustachykardie • AV-nodale Reentry-Tachykardie • orthodrome AV-Reentry-Tachykardie (WPW) • Vorhofflattern mit regelmäßiger Überleitung • atriale Tachykardie (Vorhoftachykardie)	• Tachyarrhythmia absoluta • Vorhofflattern/Vorhoftachykardie mit unregelmäßiger Überleitung • Sinustachykardie mit supraventrikulärer Extrasystolie
QRS-Komplex breit	• ventrikuläre Tachykardie • Kammerflattern • supraventrikuläre Tachykardien mit vorbestehendem oder frequenzabhängigem Schenkelblock • antidrome AV-Reentry-Tachykardie (WPW-Syndrom)	• wie oben mit vorbestehendem oder frequenzabhängigem Schenkelblock • Vorhofflimmern bei Präexzitationssyndrom (WPW-Syndrom) • polymorphe ventrikuläre Tachykardie • Kammerflimmern

Regelmäßige Tachykardien mit schmalem QRS-Komplex

Differentialdiagnose:

- Sinustachykardie,
- AV-nodale Reentry-Tachykardie,
- orthodrome AV-Reentry-Tachykardie (WPW-Syndrom),
- Vorhofflattern mit regelmäßiger Überleitung,
- atriale Tachykardie (Vorhoftachykardie).

- **Sinustachykardie**

Definition

Beschleunigte (>100 Schläge/min), regelrechte Aktivierung des Herzens. Vom Sinusknoten ausgehender Erregungsursprung.

Ätiologie

Häufig physiologisch: Körperliche und/oder psychische Belastung. Unter pathologischen Bedingungen: Hyperthyreose, Hypovolämie, Fieber, Herzinsuffizienz, Lungenembolie.

EKG-Merkmale

In der Regel positive P-Welle in II, III, aVF, relativ kurze PQ-Zeit, typisches Frequenzspektrum 100–180/min.

Diagnostische Probleme

P-Welle ggf. in der T-Welle der vorangehenden Aktivierung verborgen.

Schwierigste Differentialdiagnose

Atriale Tachykardie. *Aber:* dort häufig atypische P-Wellen-Achse; meist negative P-Wellen in I, II, aVF, PQ-Zeit in Relation zur Frequenz eher lang.

Diagnostische Hilfen

Auslösende Situation. Karotissinusdruck meist ohne Effekt, evtl. lediglich kurzfristige Frequenzverlangsamung.

Tachykardie, schmale QRS-Komplexe, regelmäßig

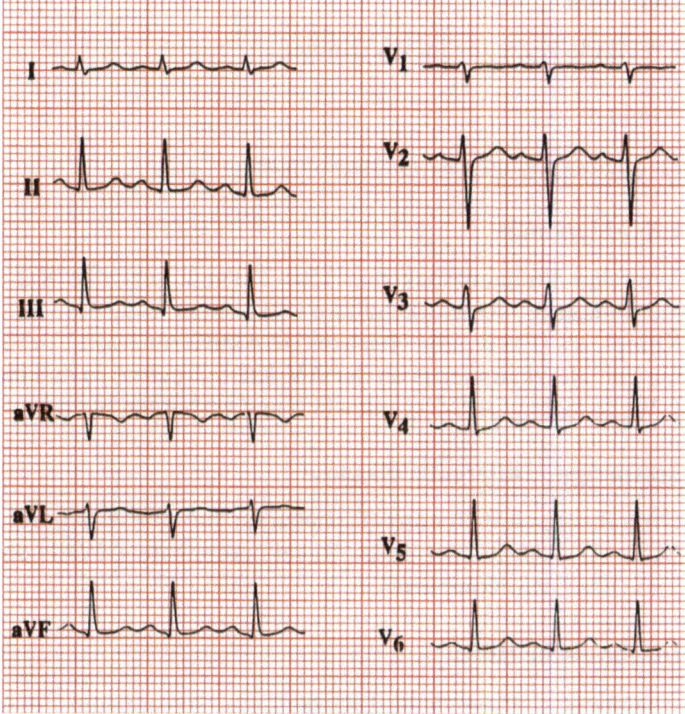

Abb. 29. Sinustachykardie bei Jugendlichem (Steiltyp), Fieber 38,8 °C; Herzfrequenz 130/min, gut erkennbare P-Wellen mit normaler Achse

- **AV-nodale Tachykardie**

Definition

Kreisende Erregung im AV-Knoten.

Ätiologie

Häufig bei jugendlichen Herzgesunden.

EKG-Merkmale

Typisches Frequenzspektrum 150–250/min, schlanke Kammerkomplexe, keine erkennbare P-Welle am Ende des QRS-Komplexes (Erklärung: gleichzeitige Aktivierung von Vorhöfen und Herzkammern von der AV-Knotenregion, so daß die P-Welle in den QRS-Komplex fällt und verborgen bleibt).

Schwierigste Differentialdiagnose

Orthodrome AV-Reentry-Tachykardie bei WPW-Syndrom (Abb. 31). *Aber:* dort in der Regel erkennbare P-Welle am Ende des QRS-Komplexes.

Diagnostische Hilfen

Anamnese: Paroxysmale Tachykardien. Karotissinusdruck: häufig abrupte Terminierung.

Tachykardie, schmale QRS-Komplexe, regelmäßig

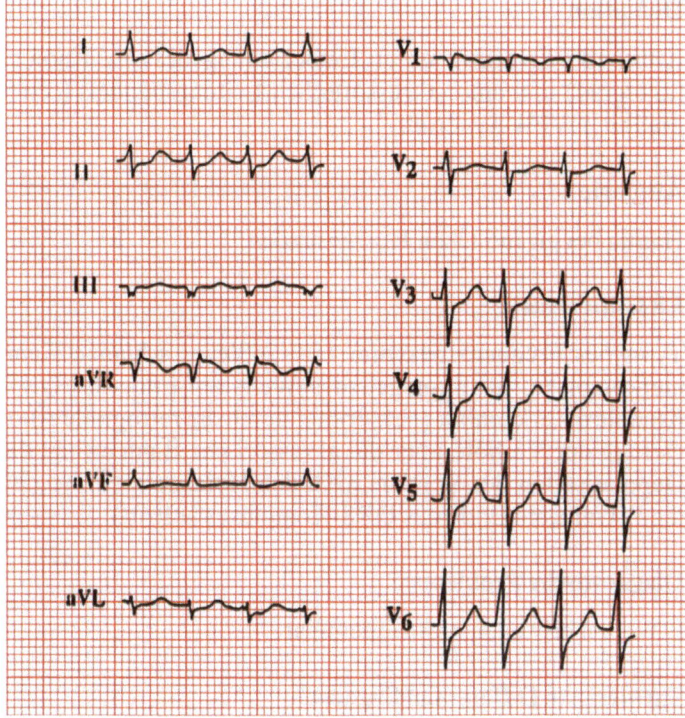

Abb. 30. AV-nodale Tachykardie mit einer Frequenz von 190/min. Keine erkennbaren P-Wellen. Aszendierende ST-Senkungen in V_4-V_6 während der Tachykardie

- **Orthodrome AV-Reentry-Tachykardie bei WPW-Syndrom**

Definition

Kreisende Erregung unter Einbeziehung des AV-Knotens (antegrad) und eines akzessorischen Leitungsbündels (retrograd) bei WPW-Syndrom.

Ätiologie

Häufig bei jugendlichen Herzgesunden.

EKG-Merkmale

Typisches Frequenzspektrum 150−250/min, schlanke Kammerkomplexe, häufig negative P-Welle am Ende des QRS-Komplexes erkennbar (Erklärung: durch die retrograde Aktivierung der Vorhöfe über die akzessorische Bahn erfolgt die Depolarisation der Vorhöfe nach den Herzkammern, so daß die P-Welle am Ende des QRS-Komplexes auftritt).

Diagnostische Probleme

P-Wellen bisweilen nicht erkennbar.

Schwierigste Differentialdiagnose

AV-nodale Tachykardie (Abb. 30). *Aber:* dort keine erkennbaren P-Wellen.

Diagnostische Hilfen

Anamnese: Paroxysmale Tachykardien.
Ruhe-EKG: Deltawelle, kurze PQ-Zeit (s. Abb. 19).
Karotissinusdruck: Abrupte Terminierung.

Tachykardie, schmale QRS-Komplexe, regelmäßig

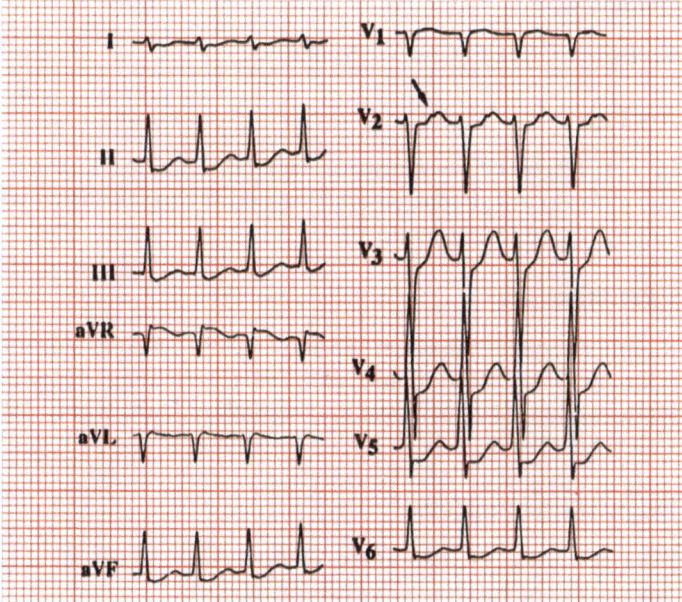

Abb. 31. Typische Tachykardie bei WPW-Patienten, schmale Kammerkomplexe. Keine Deltawelle bei orthodromer AV-Reentry-Tachykardie, Herzfrequenz 190/min. Erkennbare retrograde (negative) P-Welle im Anfangsteil der T-Welle *(Pfeil)*

- **Vorhofflattern mit regelmäßiger Überleitung**

Definition

Kreisende Erregung auf Vorhofebene.

Ätiologie

In der Regel bei organischer Herzerkrankung: Koronare Herzerkrankung, hypertensive Herzerkrankung, Kardiomyopathie, Vitien (Mitralstenose).

EKG-Merkmale

Kammerfrequenz zwischen 125 und 150/min bei einer Vorhoffrequenz von 250–300/min und 2:1-Überleitung, typische Flatterwellen (Sägezahnmuster), besonders deutlich in II, III, aVF erkennbar.

Diagnostische Probleme

Bei typischer 2:1-Überleitung Flatterwellen schwer identifizierbar, unregelmäßige Überleitung möglich.

Schwierigste Differentialdiagnose

Vorhoftachykardie. *Aber:* dort P-Wellen mit isoelektrischem Intervall (Abb. 12), keine Flatterwellen. Vorhoffrequenz langsamer (100–250/min).

Diagnostische Hilfen

Karotissinusdruck: Kammerfrequenzverlangsamung bei unbeeinflußter Vorhoffrequenz, hierdurch Demaskierung typischer Flatterwellen.

Tachykardie, schmale QRS-Komplexe, regelmäßig

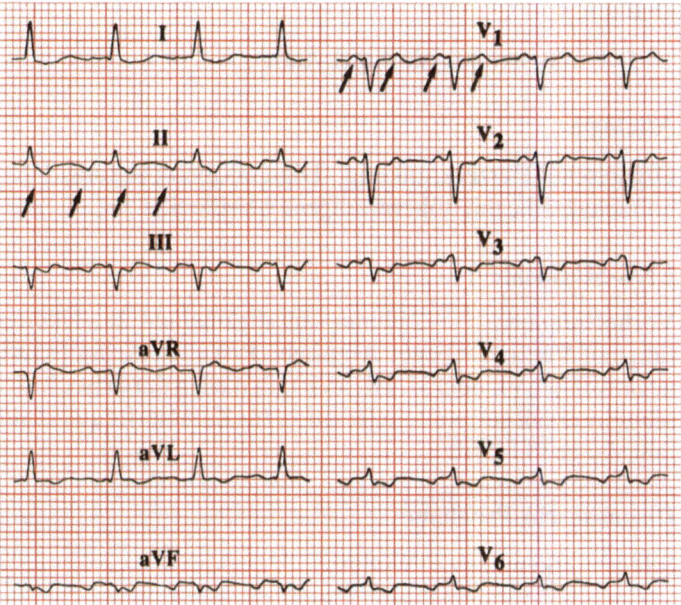

Abb. 32. Vorhofflattern mit einer Kammerfrequenz von 125/min bei 2:1-Überleitung. *Pfeile* deuten auf die Flatterwellen (Sägezahnmuster)

- **Atriale Tachykardie mit regelmäßiger Überleitung (Vorhoftachykardie)**

Definition

Tachykarder ektoper Vorhofrhythmus.

Ätiologie

Organische Herzerkrankung, Digitalisüberdosierung (Vorhoftachykardie mit höhergradigem AV-Block).

EKG-Merkmale

Vorhoffrequenz 100−250/min, im allgemeinen 2:1-Überleitung auf Ventrikelebene. Atypische P-Wellen-Achse (häufig negativ in I, aVL oder II, III, aVF), P-Wellen durch isoelektrisches Intervall getrennt, in Relation zur Kammerfrequenz auffällig lange PQ-Zeit.

Diagnostische Probleme

Schlecht erkennbare P-Wellen.

Schwierigste Differentialdiagnose

Vorhofflattern. *Aber:* dort Sägezahnmuster.

Diagnostische Hilfen

Karotissinusdruck: Abfall der Kammerfrequenz bei unbeeinflußter Vorhoffrequenz, Demaskierung der Vorhofaktivität.

Tachykardie, schmale QRS-Komplexe, regelmäßig

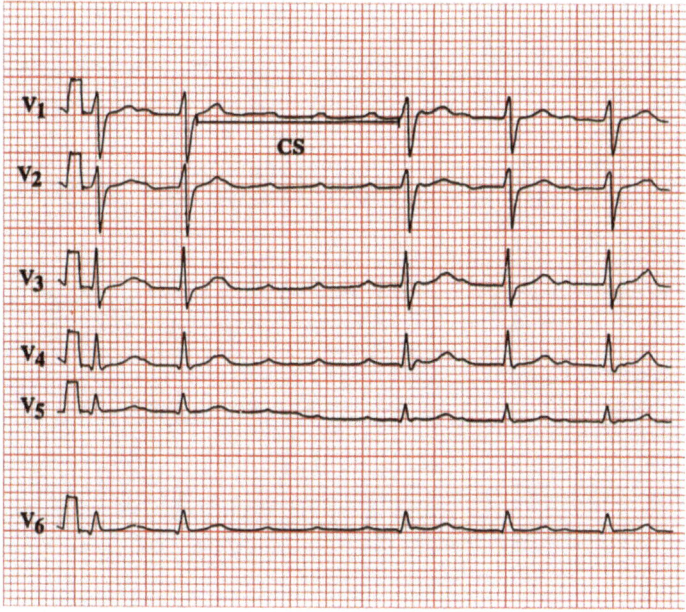

Abb. 33. Atriale Tachykardie. Vorhoffrequenz 200/min, 2:1-Überleitung auf die Herzkammern. Nach Karotissinusdruck *(CS)* kurzfristige Blockierung der AV-Überleitung, in dieser Phase gut erkennbare P-Wellen

Tachykardie, schmale QRS-Komplexe

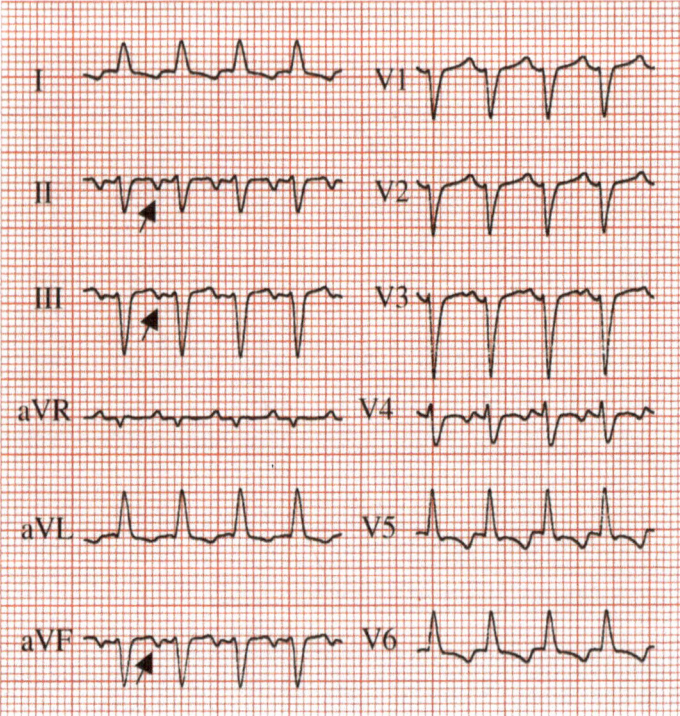

Abb. 34a. Permanente junktionale Reentrytachykardie (PJRT), Herzfrequenz 170/min. Seltene Form einer fast unaufhörlichen Dauertachykardie mit negativen P-Wellen in den inferioren Ableitungen II, III und aVF *(Pfeile)* aufgrund einer langsam leitenden akzessorischen Leitungsbahn (typisch: langes R-P-Intervall)

**Unregelmäßige Tachykardien
mit schmalem QRS-Komplex**

Differentialdiagnose:

- Tachyarrhythmia absoluta,
- Vorhofflattern/Vorhoftachykardie mit unregelmäßiger Überleitung,
- Sinustachykardie mit supraventrikulärer Extrasystolie.

- **Tachyarrhythmia absoluta
(Vorhofflimmern mit schneller Überleitung)**

Definition

Asynchrone chaotische Vorhoferregung mit irregulärer Überleitung auf die Herzkammern (wahrscheinlich multiple kreisende Erregungen).

Ätiologie

Meist organische Herzerkrankung: koronare Herzerkrankung, arterielle Hypertonie, Kardiomyopathien, Vitien, außerdem bei Hyperthyreose. Gelegentlich bei Herzgesunden: idiopathisches Vorhofflimmern, sog. „Holiday-heart"-Syndrom nach durchzechter Nacht.

EKG-Merkmale

Kammertätigkeit absolut arrhythmisch, keine erkennbaren P-Wellen, in V_1 Flimmerwellen besonders deutlich erkennbar.

Diagnostische Probleme

Pseudoregularisierung unter antiarrhythmischer Therapie, besonders Digitalis (s. Abb. 10). „Grobes" Vorhofflimmern.

Schwierigste Differentialdiagnose

Vorhofflattern mit wechselnder Überleitung (s. Abb. 35). *Aber:* dort regelmäßige Flatterwellen.

Diagnostische Hilfen

Kammerfrequenzsenkung unter Karotissinusdruck, fehlende P- oder Flatterwellen.

Tachykardie, schmale QRS-Komplexe, unregelmäßig

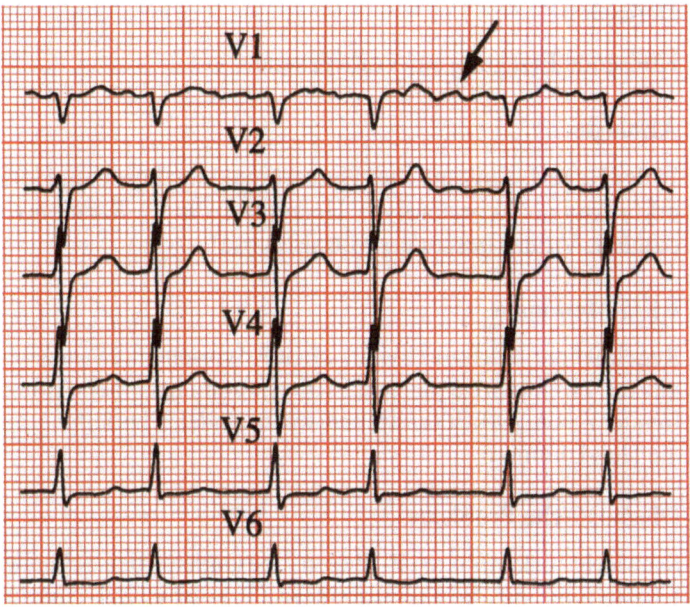

Abb. 34. Absolute Arrhythmie bei tachykardem Vorhofflimmern, mittlere Kammerfrequenz 130/min. „Grobes" Vorhofflimmern, gut erkennbar in V1 *(Pfeil)*

- **Vorhofflattern/Vorhoftachykardie mit unregelmäßiger Überleitung**

Definition

Kreisende Erregung auf Vorhofebene.

Ätiologie

In der Regel bei organischer Herzerkrankung: koronare Herzerkrankung, hypertensive Herzerkrankung, Kardiomyopathien, Vitien (besonders Mitralstenose).

EKG-Merkmale

Regelmäßige Vorhofaktivität, oft mit typischem „Sägezahnmuster". Kammerfrequenz um 100–150/min bei einer Vorhoffrequenz von 200–300/min und wechselnder Überleitung auf die Herzkammern.

Diagnostische Probleme

Schwierig erkennbare P-Wellen, besonders bei schneller Überleitung auf die Herzkammern (1:1- bzw. 2:1-Überleitung).

Schwierigste Differentialdiagnose

Vorhofflimmern. *Aber:* dort keine geordnete Vorhofaktivität erkennbar.

Diagnostische Hilfen

Karotissinusdruck: Kammerfrequenzverlangsamung bei unbeeinflußter Vorhoffrequenz, Demaskierung der Vorhofaktivität.

Tachykardie, schmale QRS-Komplexe, unregelmäßig

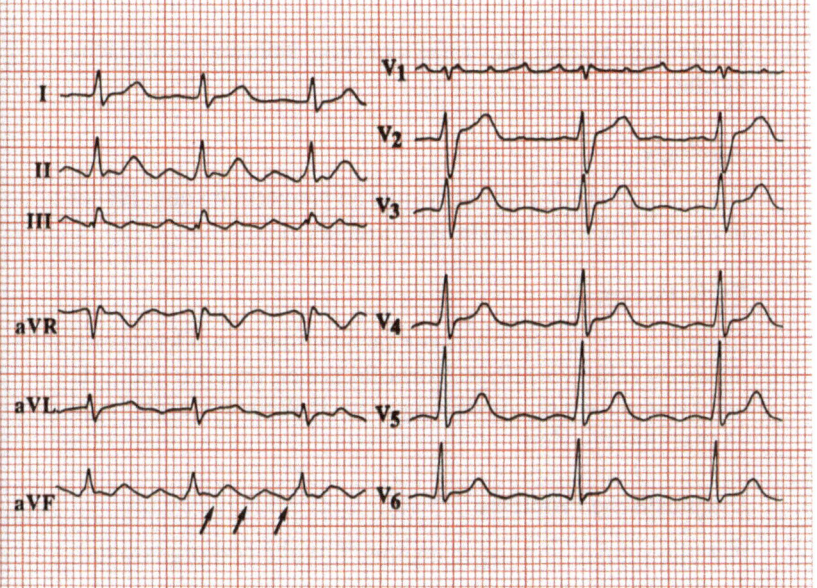

Abb. 35. Vorhofflattern mit wechselnder Überleitung. *Links:* 3:1-Überleitung der Flatterwellen *(Pfeile)*. Im *rechten* Bildteil: 4:1-Überleitung

- **Sinustachykardie mit supraventrikulärer Extrasystolie**

Definition

Vorzeitige ektope Vorhofaktivierung während Sinustachykardie.

Ätiologie

Zusammen mit und ohne organische Herzerkrankung, Hyperthyreose, Digitalis, Elektrolytstörungen.

EKG-Merkmale

Identifizierbarer regelmäßiger tachykarder Grundrhythmus, durch einzelne vorzeitige Vorhofaktionen unterbrochen, dabei typischerweise Änderung von P-Wellen-Morphologie, -Achse und PQ-Zeit.

Diagnostische Probleme

P-Welle kann in vorausgegangener T-Welle verborgen sein.

Schwierigste Differentialdiagnose

Vorhofflimmern. *Aber:* dort kein identifizierbarer regelmäßiger Grundrhythmus, keine P-Wellen.

Diagnostische Hilfen

Rhythmusstreifen: häufig längere regelmäßige Phasen.

Tachykardie, schmale QRS-Komplexe, unregelmäßig

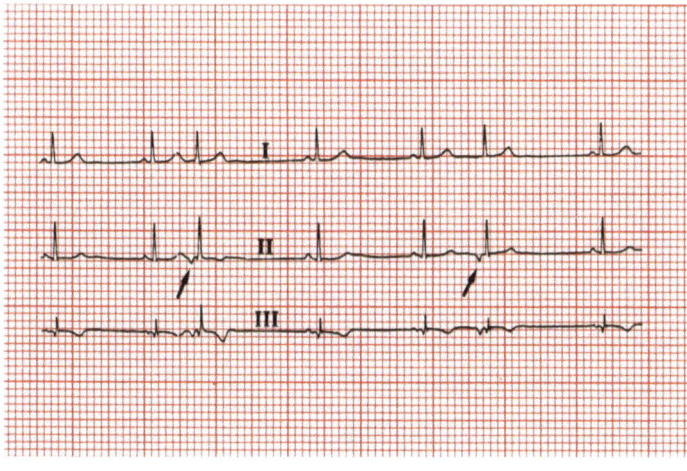

Abb. 36. Sinustachykardie mit einzelnen supraventrikulären Extrasystolen *(Pfeile)*

Regelmäßige Tachykardien mit breitem QRS-Komplex

Differentialdiagnose:

- Ventrikuläre Tachykardie,
- Kammerflattern,
- supraventrikuläre Tachykardie mit vorbestehendem oder frequenzabhängigem Schenkelblock,
- antidrome AV-Reentry-Tachykardie.

• Ventrikuläre Tachykardie

Definition

Ektoper Kammerrhythmus, meist auf dem Boden kreisender Erregungen.

Ätiologie

Im allgemeinen bei organischer Herzerkrankung, insbesondere nach Myokardinfarkt, bei Kardiomyopathien, selten idiopathisch.

EKG-Merkmale

Regelmäßige Tachykardie mit breiten Kammerkomplexen (oft über 120 ms), häufig ungewöhnlicher Lagetyp, typisches Frequenzspektrum 150–250/min.

Schwierigste Differentialdiagnose

AV-nodale Tachykardie mit Aberranz (s. Abb. 41). *Aber:* dort häufig typisches Rechtsschenkelblock- oder Linksschenkelblockbild, evtl. durch Karotissinusdruck zu terminieren.

Diagnostische Hilfen

In der Praxis ist jede regelmäßige Tachykardie mit breiten QRS-Komplexen bis zum Beweis des Gegenteils als ventrikulär anzusehen. Für ventrikulären Ursprung sprechen:
QRS-Breite über 140 ms, bizarrer Lagetyp (weit überdrehter Rechts- oder Linkslagetyp), durchgehend positive oder negative Kammerkomplexe in den Brustwandableitungen (Konkordanz).
Beweisend für ventrikuläre Tachykardie sind:
Nachweis von P-Wellen ohne feste Beziehung zur Kammeraktivierung (AV-Dissoziation), während der Tachykardie vereinzelt schlanke Kammerkomplexe durch übergeleitete Sinusschläge („sinus capture beats") oder kombinierte Aktionen aus übergeleitetem Sinusschlag und ventrikulärer Aktivierung (Fusionssystolen, „fusion beats").

Tachykardie, breite QRS-Komplexe, regelmäßig

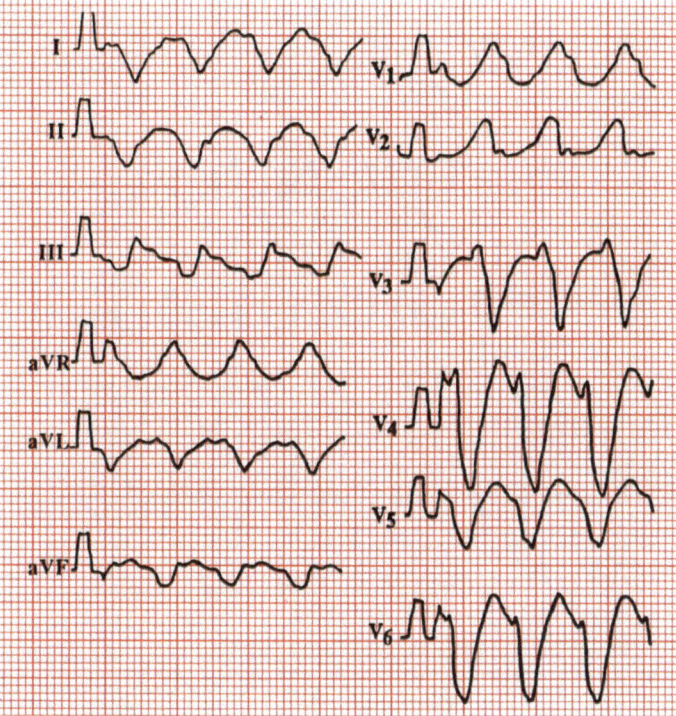

Abb. 37. Ventrikuläre Tachykardie bei einem Patienten mit Zustand nach Myokardinfarkt vor 2 Jahren. Sehr breite Kammerkomplexe, ungewöhnliche Achse, Herzfrequenz 150/min

Tachykardie, breite QRS-Komplexe, regelmäßig

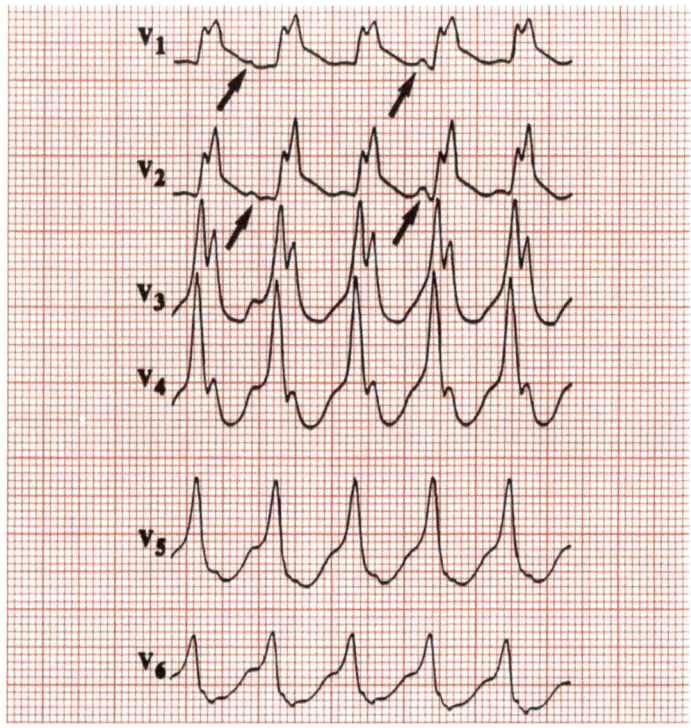

Abb. 38. Ventrikuläre Tachykardie, Herzfrequenz 130/min. Zwischen den rechtsschenkelblockförmigen QRS-Komplexen erkennbare P-Wellen *(Pfeile),* die keine Beziehung zu den nachfolgenden QRS-Komplexen haben (AV-Dissoziation)

Tachykardie, breite QRS-Komplexe, regelmäßig

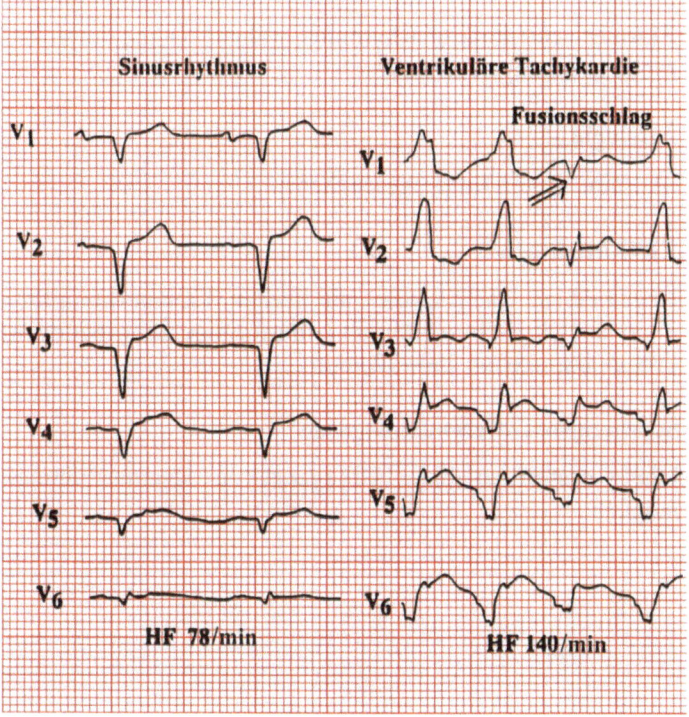

Abb. 39. Im Sinusrhythmus *(links)* zögerliche R-Progression nach Vorderwandinfarkt. *Rechte Bildhälfte:* Ventrikuläre Tachykardie mit Fusionsschlag. Der Anfangsteil des QRS-Komplexes in V_1 und V_2 ist mit den Sinusschlägen identisch *(Pfeil)*, auf eine partielle Überleitung über den AV-Knoten hinweisend

- **Kammerflattern**

Definition

Ektoper ventrikulärer Rhythmus, wahrscheinlich durch kreisende Erregungen ausgelöst.

Ätiologie

Meist im akuten Infarktgeschehen.

EKG-Merkmale

Regelmäßige Tachykardie mit breiten Kammerkomplexen ohne isoelektrisches Intervall (sinusförmige Schwingungen). Frequenzspektrum 250–300/min.

Schwierigste Differentialdiagnose

Übergangsformen bzw. Übergänge zu Kammerflimmern möglich.

Tachykardie, breite QRS-Komplexe, regelmäßig

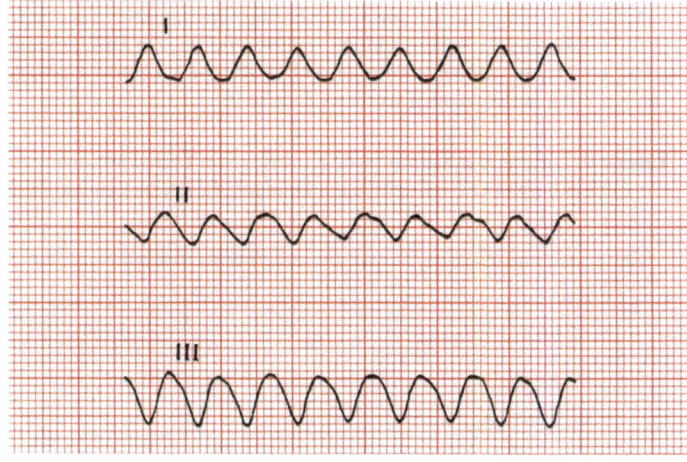

Abb. 40. Kammerflattern, Herzfrequenz 250/min, sinusförmig

- **Supraventrikuläre Tachykardie mit vorbestehendem oder frequenzabhängigem Schenkelblock**

Prinzipiell gilt, daß supraventrikuläre Rhythmusstörungen mit schmalen QRS-Komplexen einhergehen, während breite, deformierte QRS-Komplexe typisches Merkmal ventrikulärer Arrhythmien sind. Allerdings kann jede supraventrikuläre Arrhythmie auch mit einem breiten QRS-Komplex einhergehen, wenn entweder ein Schenkelblock bereits während Sinusrhythmus vorbesteht oder aber bei Frequenzbelastung auftritt (frequenzabhängiger Schenkelblock, syn. Aberranz). Zur Differentialdiagnose von Tachykardien mit breitem QRS-Komplex können die folgenden Kriterien herangezogen werden (Tabelle 9):

Tabelle 9. Differentialdiagnostische Kriterien von Tachykardien mit breitem QRS-Komplex (*RSB* Rechtsschenkelblock, *LSB* Linksschenkelblock)

QRS-Morphologie	Ventrikulär	Supraventrikulär (Aberranz)
RSB-artig	monophasisch oder biphasisch in V_1 initiale R-Zacke größer, r' im absteigenden Schenkel von QRS S > R in V_6	triphasisch in V_1 initiale R-Zacke kleiner S < R in V_6
LSB-artig	in V_1 träger Abfall der S-Zacke (>60 ms nach Beginn des QRS-Komplexes) R in V_1 breit (>30 ms) Q-Zacke in V_6	in V_1 schneller Abfall der S-Zacke (<60 ms nach Beginn des QRS-Komplexes) R in V_1 schmal (<30 ms) keine Q-Zacke in V_6
	QRS-Dauer >0,14 s AV-Dissoziation Fusionsschläge bizarrer Lagetyp	QRS-Dauer <0,14 s keine AV-Dissoziation

Tachykardie, breite QRS-Komplexe, regelmäßig

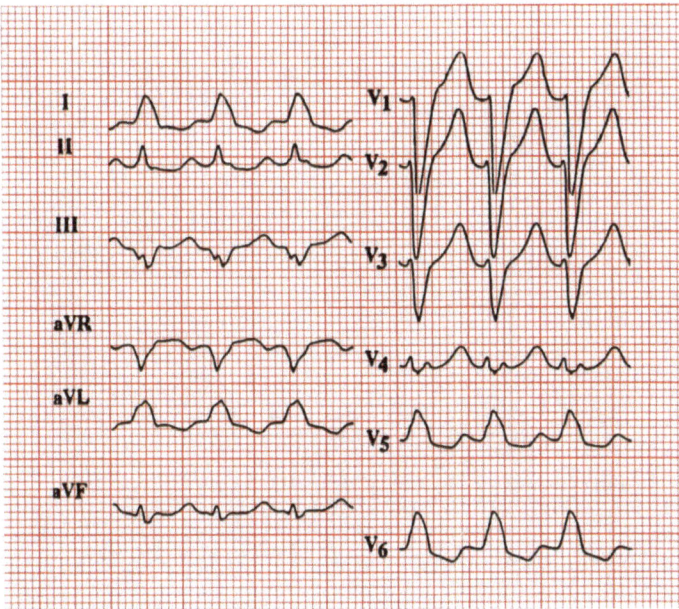

Abb. 41. AV-nodale Tachykardie mit linksschenkelblockförmiger Konfiguration (Aberranz); Herzfrequenz 160/min. Keine ventrikuläre Tachykardie

Tachykardie, breite QRS-Komplexe, regelmäßig

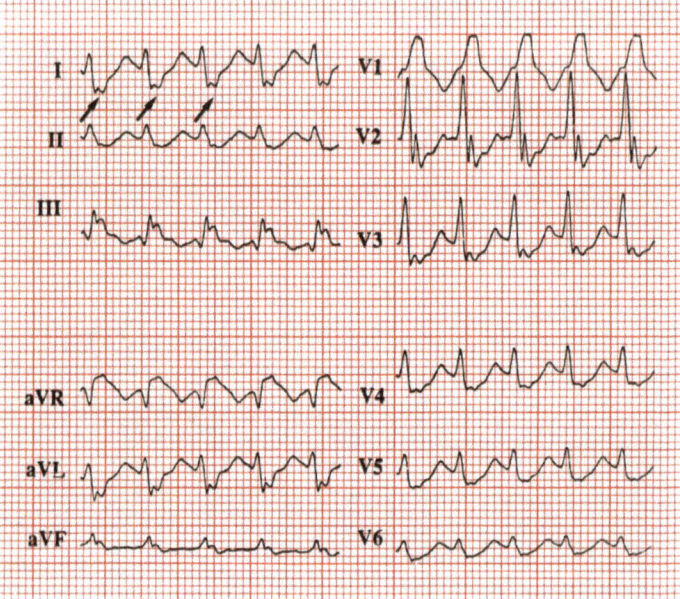

Abb. 42. AV-Reentry-Tachykardie bei WPW-Syndrom mit rechtsschenkelblockförmiger Aberranz (funktioneller Schenkelblock), Herzfrequenz 180/min. Erkennbare P-Welle am Ende des QRS-Komplexes *(Pfeile),* typisch für orthodrome Reentry-Tachykardie (s. Abb. 31). In V_1 monophasische QRS-Konfiguration, die bei funktionellem Rechtsschenkelblock eher atypisch ist (s. Tabelle 9)

Tachykardie, breite QRS-Komplexe, regelmäßig

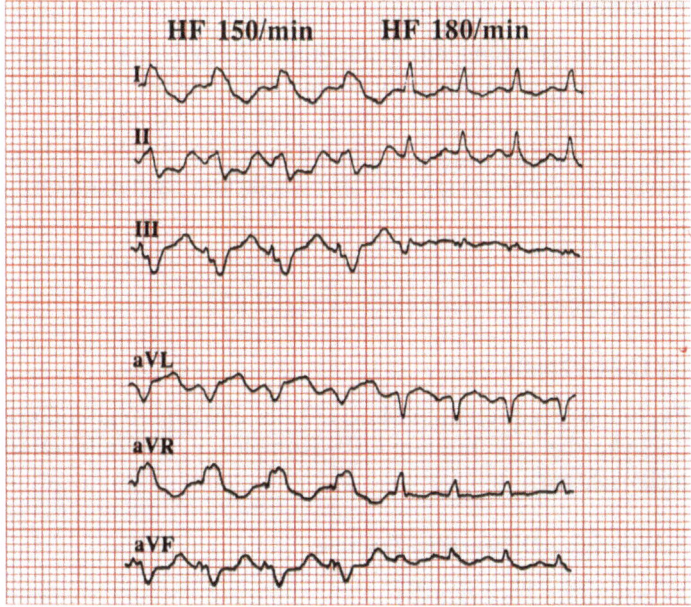

Abb. 43. AV-Reentry-Tachykardie bei WPW-Syndrom mit linksschenkelblockförmiger Aberranz. Während Linksschenkelblock *(linker Bildteil)* deutliche Herzfrequenzverlangsamung, *rechts* plötzlich schmale QRS-Komplexe, Herzfrequenzanstieg. Gleicher Patient wie in Abb. 42. Es handelt sich hier um ein linkslateral gelegenes akzessorisches Leitungsbündel. Entsprechend verlängert sich mit Auftreten eines Linksschenkelblockes die Leitungszeit innerhalb der Kreisbahn und die Tachykardiefrequenz nimmt ab

- **Antidrome AV-Reentry-Tachykardie (WPW-Syndrom)**

Definition

Kreisende Erregung mit anterograder Aktivierung der Herzkammern über ein akzessorisches Leitungsbündel und retrograder Aktivierung der Vorhöfe über den AV-Knoten oder über ein zweites akzessorisches Bündel bei WPW-Syndrom (insgesamt sehr viel seltener als orthodrome Tachykardien).

Ätiologie

Meist Jugendliche, ansonsten Herzgesunde.

EKG-Merkmale

Typisches Frequenzspektrum 150 bis 250/min, regelmäßige Tachykardie mit breiten QRS-Komplexen, P-Welle meist nicht sichtbar.

Schwierigste Differentialdiagnose

Ventrikuläre Tachykardie.

Diagnostische Hilfen

Anamnese, EKG während Sinusrhythmus (Deltawelle, kurze PQ-Zeit), Karotissinusdruck: Terminierung möglich.

Tachykardie, breite QRS-Komplexe, regelmäßig

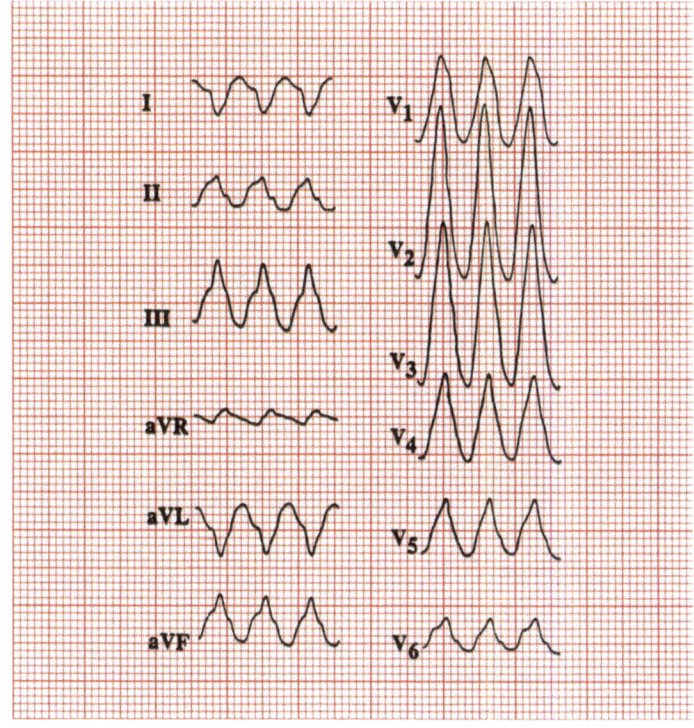

Abb. 44. Antidrome Tachykardie bei WPW-Syndrom. Herzfrequenz 220/min. Kein typisches Schenkelblockbild. Keine ventrikuläre Tachykardie

Unregelmäßige Tachykardien mit breitem QRS-Komplex

Differentialdiagnose:

- Unregelmäßige supraventrikuläre Tachykardien mit vorbestehendem oder frequenzabhängigem Schenkelblock,
- Vorhofflimmern bei Präexzitationssyndrom (WPW-Syndrom),
- polymorphe ventrikuläre Tachykardie,
- Kammerflimmern.

Tachykardie, breite QRS-Komplexe, unregelmäßig

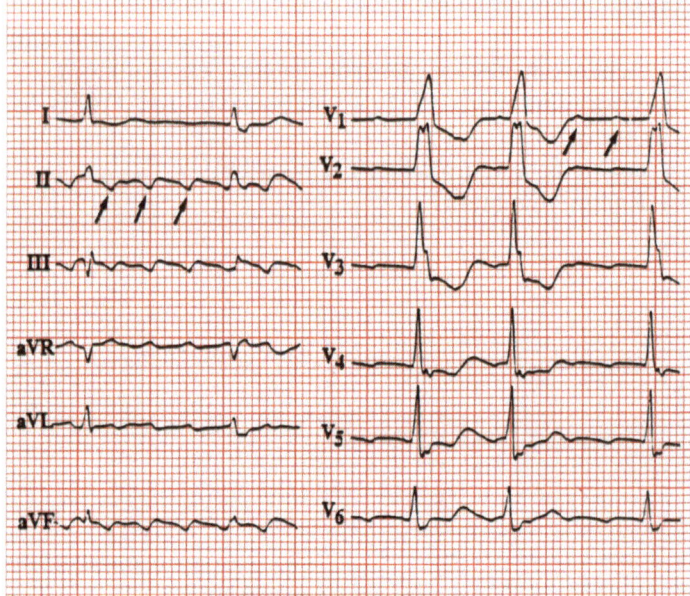

Abb. 45. Vorhofflattern mit Rechtsschenkelblock, mittlere Herzfrequenz um 110/min. Bei langsamer Überleitung der Vorhofflatterwellen *(Pfeile)* gut erkennbares Sägezahnmuster

Tachykardie, breite QRS-Komplexe, unregelmäßig

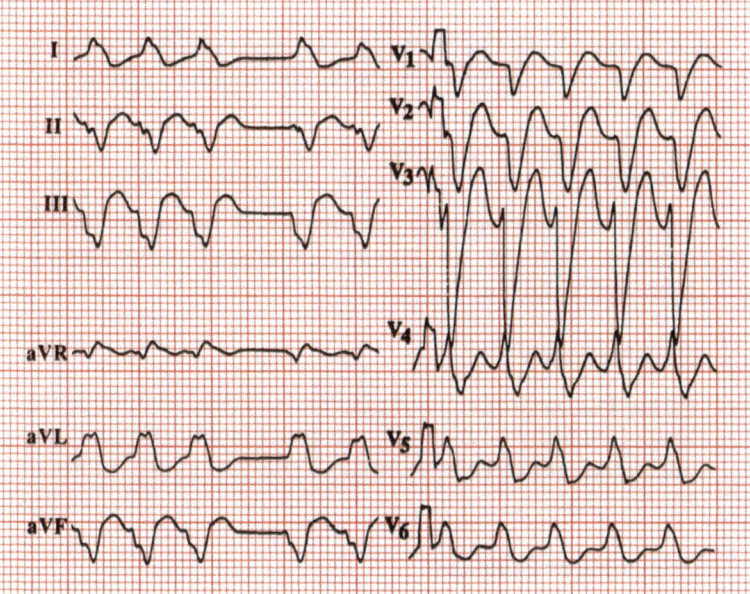

Abb. 46. Tachyarrhythmia absoluta mit Linksschenkelblock. Mittlere Herzfrequenz um 170/min, phasenweise relativ regelmäßige Überleitung der Vorhofflimmerwellen auf die Herzkammern

- **Vorhofflimmern bei WPW-Syndrom**

Definition

Chaotische Vorhofaktivierung mit regelloser Überleitung auf die Kammern über das akzessorische Bündel und/oder den AV-Knoten.

Ätiologie

Jugendliche Herzgesunde, anamnestisch bekanntes WPW-Syndrom. In bis zu 4% können lebensbedrohliche Tachyarrhythmien auftreten.

EKG-Merkmale

Wechselnd breite Kammerkomplexe mit deutlich unregelmäßigem Grundrhythmus, Frequenzspektrum bis 300/min. Intermittierend auftretende normale QRS-Komplexe (normale AV-Überleitung).

Diagnostische Probleme

Bisher nicht bekanntes WPW-Syndrom.

Schwierigste Differentialdiagnose

Polymorphe ventrikuläre Tachykardie. *Aber:* dort typischerweise häufig wechselnde QRS-Achse.

Diagnostische Hilfen

Anamnese, EKG während Sinusrhythmus: kurze PQ-Zeit, Deltawelle.

Tachykardie, breite QRS-Komplexe, unregelmäßig

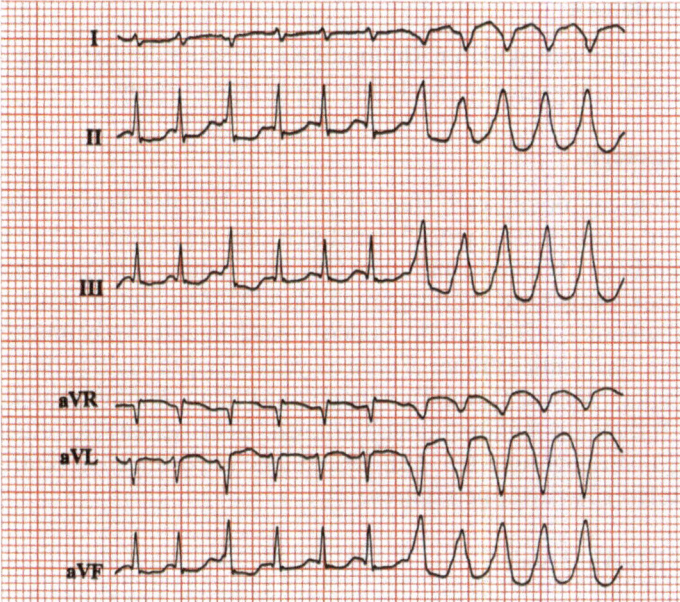

Abb. 47. Vorhofflimmern bei WPW-Syndrom. *Im linken Bildteil* zunächst schmale, unregelmäßige übergeleitete Kammerkomplexe (Überleitung über den AV-Knoten). *Im rechten Bildteil* Auftreten breiter Kammerkomplexe bei vorwiegender Überleitung über eine akzessorische Leitungsbahn. Maximale Kammerfrequenz 280/min

- **Polymorphe ventrikuläre Tachykardie**

Definition

Ektoper ventrikulärer Rhythmus mit wechselnder Erregungsausbreitung oder wechselndem Erregungsursprung.

Ätiologie

Meistens organische Herzerkrankung. Bei der Sonderform der „Torsade de pointes" findet sich eine angeborene oder erworbene Verlängerung der QT-Zeit (langes QT-Syndrom oder erworbene Verlängerung der QT-Zeit durch Antiarrhythmika, z.B. Chinidin, Sotalol). Auch andere Arzneimittel, wie das Antibiotikum Erythromycin, Cisaprid-haltige Pharmaka (Magen-Darm-Therapeutikum) und Antihistaminika (Terfenadin-Abkömmlinge) können (sehr selten) zu einer QT-Verlängerung mit dem Risiko lebensbedrohlicher ventrikulärer Arrhythmien führen.

EKG-Merkmale

Unregelmäßige Tachykardie mit wechselnder QRS-Morphologie und QRS-Achse.

Schwierigste Differentialdiagnose

WPW-Syndrom mit Vorhofflimmern. *Aber:* dort intermittierend schmale QRS-Komplexe, typische Achsendrehung fehlt.

Diagnostische Hilfen

Anamnese: Taubheit bei angeborenem QT-Syndrom (Jerwell-Lange-Nielsen), s. Kapitel QT-Intervall (s. S. 154). Medikamentenanamnese. QT-Zeit während Sinusrhythmus.

Tachykardie, breite QRS-Komplexe, unregelmäßig

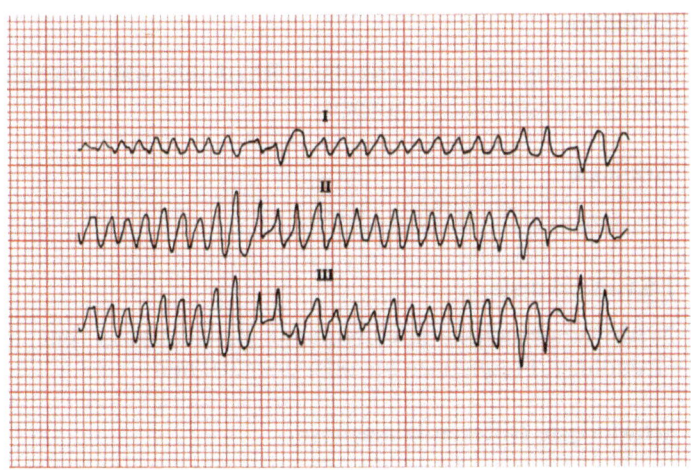

Abb. 48. Polymorphe Tachykardie. Typisch ständig drehende QRS-Achse. Herzfrequenz nahe 300/min. Proarrhythmische Wirkung nach Chinidingabe

- **Kammerflimmern**

Definition

Ektoper chaotischer ventrikulärer Rhythmus, wahrscheinlich multiple kreisende Erregungen.

Ätiologie

Meist im akuten Infarktgeschehen.

EKG-Merkmale

Niedrigamplitudige, hochfrequente Oszillationen um die Grundlinie, Frequenzen um oder über 300/min.

Schwierigste Differentialdiagnose

Polymorphe ventrikuläre Tachykardie. *Aber:* dort typische Achsendrehung, Herzfrequenz langsamer.

Tachykardie, breite QRS-Komplexe, unregelmäßig

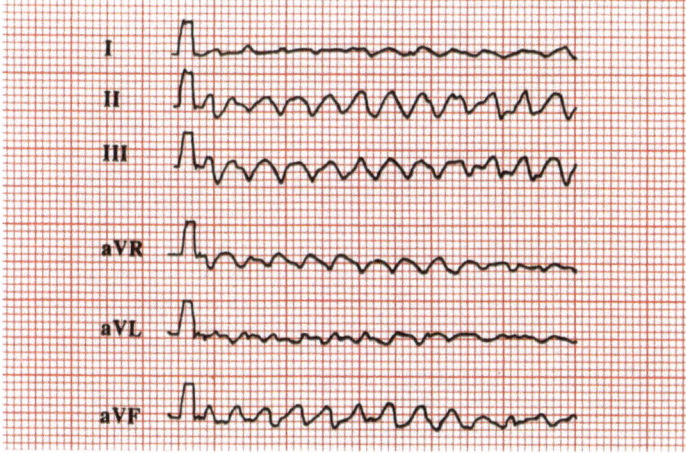

Abb. 49. Kammerflimmern. Völlig regellose, niedrigamplitudige Flimmerwellen. Extremitätenableitungen, Herzfrequenz über 300/min

2.1.3 Bradykarde Rhythmen

Tabelle 10. Bradykarde Rhythmen (<60 Schläge/min)

	Grundrhythmus regelmäßig	Grundrhythmus unregelmäßig
QRS-Komplex schmal	• Sinusbradykardie • AV-nodaler Rhythmus • Vorhofflimmern mit Pseudoregularisierung • sinuatrialer Block II. Grades mit regelmäßigem Blockierungsverhältnis • AV-nodaler Block II. Grades mit regelmäßigem Blockierungsverhältnis	• Bradyarrhythmia absoluta • sinuatrialer Block II. Grades mit unregelmäßigem Blockierungsverhältnis • AV-nodaler Block II. Grades mit unregelmäßigem Blockierungsverhältnis • Sinusbradykardie mit supraventrikulärer Extrasystolie
QRS-Komplex breit	• wie oben mit vorbestehendem Schenkelblock • AV-Block III. Grades mit ventrikulärem Ersatzrhythmus	• wie oben mit vorbestehendem Schenkelblock • polymorpher ventrikulärer Ersatzrhythmus („dying heart")

Regelmäßige Bradykardien mit schmalen QRS-Komplexen

Differentialdiagnose:

- Sinusbradykardie,
- AV-nodaler Rhythmus,
- Vorhofflimmern mit Pseudoregularisierung,
- sinuatrialer Block II. Grades (Typ II) mit regelmäßigem Blockierungsverhältnis,
- AV-nodaler Block II. Grades (Typ II − Mobitz) mit regelmäßigem Blockierungsverhältnis,
- AV-nodaler Block III. Grades mit AV-junktionalem Ersatzrhythmus.

- **Sinusbradykardie**

Definition

Verlangsamte (<60 Schläge/min) vom Sinusknoten ausgehende Erregung des Herzens.

Ätiologie

Syndrom des kranken Sinusknotens (typisch: mangelhafter Herzfrequenzanstieg unter Belastung). Hypothyreose. Physiologisch bei Vagotonus, bei Leistungssportlern (regelrechter Frequenzanstieg unter Belastung).

EKG-Merkmale

In der Regel positive P-Welle in II, III und aVF, relativ lange PQ-Zeit, Frequenzspektrum 35–60/min.

Diagnostische Probleme

In der Regel keine.

Schwierigste Differentialdiagnose

AV-nodaler Rhythmus. *Aber:* dort meistens keine erkennbaren P-Wellen (im QRS-Komplex verborgen) oder atypische P-Wellen (negativ in II, III, aVF), die den QRS-Komplexen in kurzem Intervall vorausgehen oder nachfolgen.

Diagnostische Hilfen

Rhythmusstreifen. Belastungs-EKG.

Bradykardie, schmale QRS-Komplexe, regelmäßig

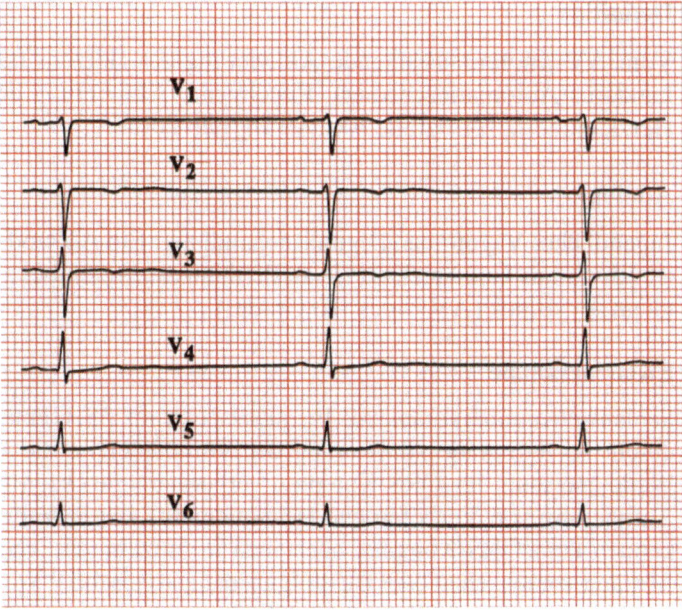

Abb. 50. Sinusbradykardie, Herzfrequenz 38/min. Brustwandableitungen V_1 bis V_6. T-Negativierung bis V_3 bei jugendlicher Patientin noch physiologisch

- **AV-nodaler Rhythmus**

Definition

Vom AV-Knoten ausgehende Aktivierung des Herzens (sekundäres Automatiezentrum). Regelrechte Aktivierung der Herzkammern, retrograde Aktivierung der Vorhöfe.

Ätiologie

Jugendliche, Vagotonus, Digitalisbehandlung. Ein AV-nodaler Rhythmus kann auch als Ersatzrhythmus auftreten bei totalem AV-Block (AV-Block III. Grades).

EKG-Merkmale

Schlanke Kammerkomplexe, Frequenzspektrum 35–60/min; durch die retrograde Aktivierung der Vorhöfe bleibt die P-Welle meistens im QRS-Komplex verborgen (gleichzeitige Aktivierung von Vorhöfen und Herzkammern), die P-Wellen können dem QRS-Komplex aber auch in kurzem zeitlichen Abstand vorausgehen oder nachfolgen, dann atypische P-Wellen-Achse (negativ in II, III und aVF).

Diagnostische Probleme

Bei AV-Block III. Grades mit AV-Ersatzrhythmus (s. Abb. 54) erkennbare, nicht übergeleitete P-Wellen ohne Beziehung zu den QRS-Komplexen (AV-Dissoziation).

Schwierigste Differentialdiagnose

Sinusbradykardie. *Aber:* dort erkennbare P-Wellen mit regelrechter Achse und relativ langem PQ-Intervall.

Bradykardie, schmale QRS-Komplexe, regelmäßig

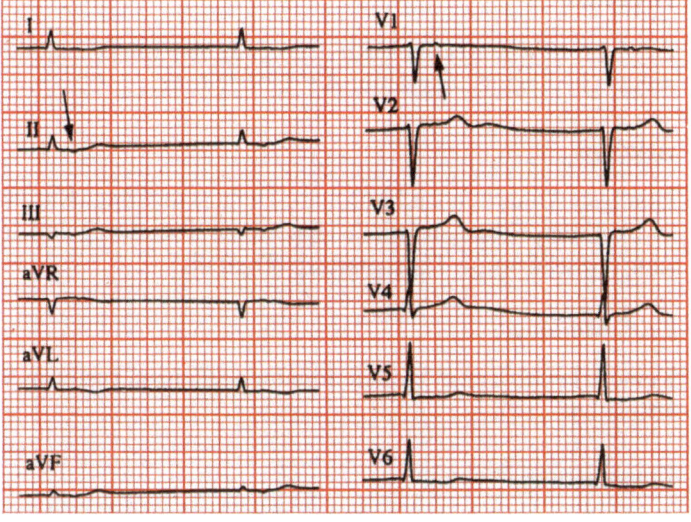

Abb. 51. AV-Rhythmus (junktionaler Rhythmus). Erkennbare P-Wellen in II und V1 (Pfeile) am Ende des QRS-Komplexes. Herzfrequenz 41/min

- **Vorhofflimmern mit Pseudoregularisierung**

Definition

Asynchrone chaotische Vorhoferregung mit (meist medikamentös bedingter) langsamer AV-Überleitung.

Ätiologie

Häufigste Ursachen sind koronare Herzerkrankung, Kardiomyopathien, Vitien, arterielle Hypertonie. Pseudoregularisierung typischerweise Therapiefolge (Digitalis).

EKG-Merkmale

Keine erkennbaren P-Wellen, Flimmerwellen am besten in V_1 erkennbar.

Diagnostische Probleme

Vorhofflimmerwellen manchmal nicht eindeutig zu identifizieren. Bei „grobem" Vorhofflimmern schwierige Abgrenzung zum Vorhofflattern.

Schwierigste Differentialdiagnose

AV-nodaler Rhythmus. Dieser kann als Ersatzrhythmus auftreten, falls es unter Medikamentenüberdosierung (Digitalis, Kalziumantagonisten, β-Blocker) zu einem totalen AV-Block kommt.

Diagnostische Hilfen

Im „Rhythmusstreifen" häufig doch leicht unregelmäßige Kammeraktivierung nachweisbar.

Bradykardie, schmale QRS-Komplexe, regelmäßig

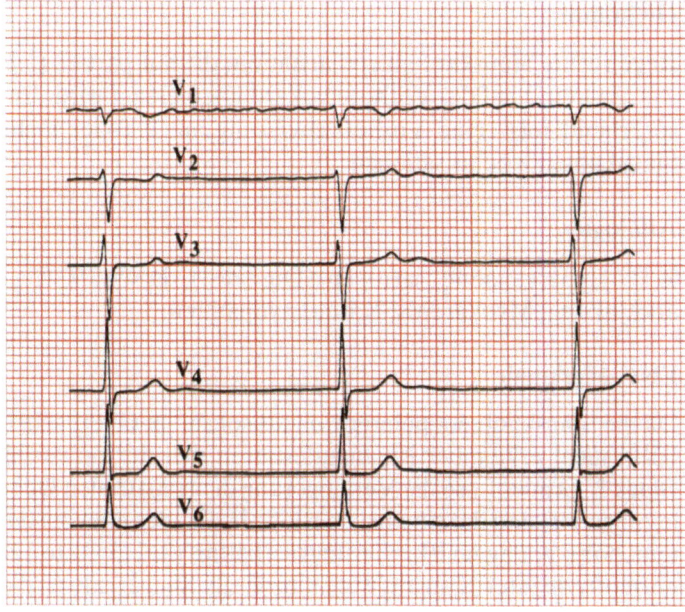

Abb. 52. „Feines" Vorhofflimmern mit erkennbaren Flimmerwellen in V_1. Relativ regelmäßige AV-Überleitung. Herzfrequenz 42/min

- **Sinuatrialer Block II. Grades
  mit regelmäßigem Blockierungsverhältnis**

Definition

Regelrechte Sinusknotendepolarisation, die nur partiell (z.B. 2:1, 3:1 etc.) auf das Vorhofmyokard übergeleitet wird. Entsprechend folgt eine Vorhofaktivierung auf 2 (oder mehr) Sinusknotendepolarisationen.

Ätiologie

Z.B. Hyperkaliämie, iatrogen (Digitalis!), koronare Herzerkrankung, Myokarditis, Kardiomyopathien.

EKG-Merkmale

Da die Sinusknotendepolarisation als solche im Oberflächen-EKG nicht erkennbar ist, manifestieren sich der sinuatriale Block I. Grades (also die Verlängerung der sinuatrialen Überleitungszeit) und der sinuatriale Block II. Grades mit konstantem, höhergradigem Blockierungsverhältnis (2:1, 3:1 etc.) als normofrequenter Sinusrhythmus bzw. als Sinusbradykardie. Bei höhergradigem, aber inkonstantem Blockierungsverhältnis (also Wechsel zwischen 2:1-, 3:1-Überleitung etc.) findet sich im Oberflächen-EKG eine bradykarde Sinusarrhythmie.

- **AV-nodaler Block II. Grades mit regelmäßigem Blockierungsverhältnis**

Definition

Blockierung der Vorhoferregung im AV-Knoten. Bei regelmäßigem Kammerrhythmus kann nur eine höhergradige Blockierung mit Überleitung z.B. jeder 2. oder 3. Vorhofaktivierung vorliegen. Solche hochgradigen Blockierungsverhältnisse (2:1, 3:1 etc.) sind typisch für den sog. Mobitz-Typ der AV-Blockierung. Seltener kommt es (bei unregelmäßigem Kammerrhythmus!) im Rahmen weniger ausgeprägter Blockierungsverhältnisse erst nach mehreren (2, 3 etc.) regelrecht übergeleiteten Vorhofaktionen (mit normaler PQ-Zeit) plötzlich zum Ausbleiben einer Kammeraktivierung. Davon ist (bei ebenfalls unregelmäßigem Kammerrhythmus) der sog. Wenckebach-Typ abzugrenzen, der mit progredienter Leitungsverzögerung im AV-Knoten (zunehmender PQ-Zeit) bis zum Ausfall der AV-Überleitung einhergeht. Entsprechend sind beispielsweise 3 oder 4 Vorhofaktionen von 2 bzw. 3 Kammeraktionen gefolgt (3:2-, 4:3-Überleitung). Bei Vorliegen einer 2:1-Überleitung ist eine Differenzierung zwischen Mobitz-Typ und Wenckebach-Typ nicht möglich.

Ätiologie

Idiopathisch (Sklerose des AV-Knotens). Koronare Herzerkrankung (besonders bei akutem Hinterwandinfarkt), Myokarditis, Kardiomyopathien, kongenital, iatrogen (Digitalis, Antiarrhythmika).

- **AV-Block II. Grades Typ Mobitz**

   EKG-Merkmale

   Regelmäßiger, bradykarder Grundrhythmus, jedem QRS-Komplex gehen 2 oder mehr P-Wellen in konstantem Abstand voraus.

   Diagnostische Probleme

   P-Wellen können im QRS-Komplex und in der T-Welle verborgen sein. Deshalb Verwechslung mit Sinusbradykardie (z.B. bei 2:1-Block) möglich.

   Schwierigste Differentialdiagnose

   AV-Block III. Grades mit AV-nodalem Ersatzrhythmus. *Aber:* dort wechselnde Abstände zwischen P-Wellen und QRS-Komplexen.

   Diagnostische Hilfen

   Durch körperliche Belastung oder Atropin-Gabe Anstieg der Vorhoffrequenz und ggf. Demaskierung von P-Wellen. Beim Wenckebach-Block (der *intra*nodal gelegen ist) steigt typischerweise auch die Kammerfrequenz durch eine Verbesserung der AV-Überleitung an. Beim Mobitz-Block (der *infra*nodal gelegen ist) kann es zum Abfall der Kammerfrequenz kommen, da die infranodale Leitung durch Atropin nicht beeinflußt wird und eine 2:1-Blockierung in eine 3:1-Blockierung übergehen kann.

Bradykardie, schmale QRS-Komplexe, regelmäßig

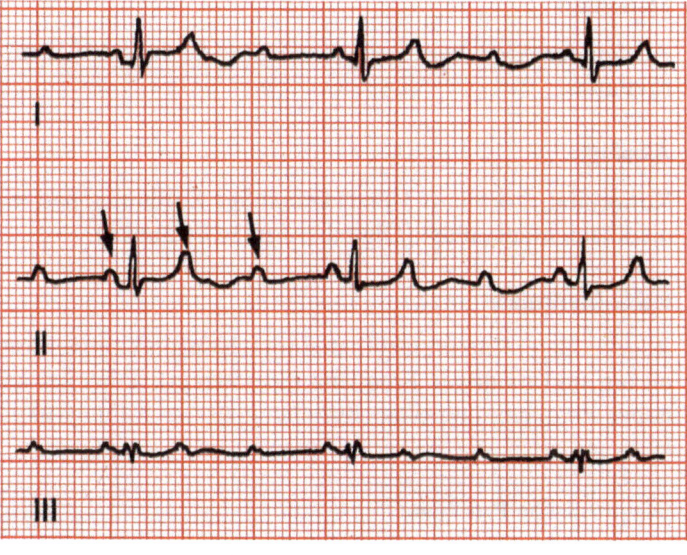

Abb. 53. AV-Block II. Grades mit 3:1-Überleitung. Jede dritte P-Welle wird auf die Herzkammern übergeleitet (Mobitz-Block), wobei die erste nicht übergeleitete P-Welle auf die T-Welle fällt (Pfeile deuten auf P-Wellen). Kammerfrequenz 36/min

- **AV-nodaler Block III. Grades
mit AV-junktionalem Ersatzrhythmus**

Definition

Ausfall der AV-Überleitung mit Auftreten eines AV-Ersatzrhythmus.

Ätiologie

Kongenital, koronare Herzerkrankung, Kardiomyopathien, medikamentenbedingt (Digitalis, Antiarrhythmika).

EKG-Merkmale

Regelmäßiger Kammerrhythmus mit schlanken Kammerkomplexen und niedriger Frequenz (30–50/min). P-Wellen mit hoher Frequenz und ohne Beziehung zu den Kammeraktionen.

Diagnostische Probleme

Übersehen der nicht übergeleiteten P-Wellen.

Diagnostische Hilfen

Rhythmusstreifen. Belastungs-EKG.

Bemerkungen

Bei AV-Block III. Grades kann auch ein ventrikulärer Ersatzrhythmus auftreten (s. Abb. 61).

Bradykardie, schmale QRS-Komplexe, regelmäßig

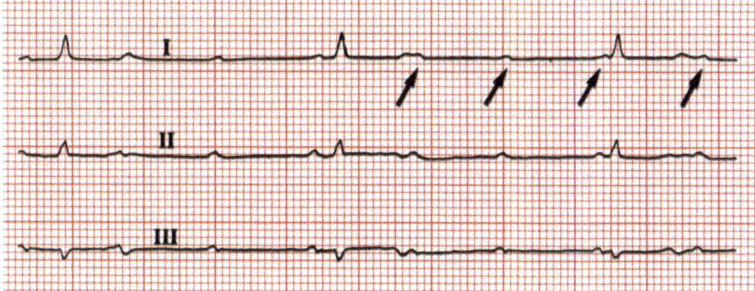

Abb. 54. AV-Block III. Grades. Die P-Wellen *(Pfeile)* werden nicht auf die Herzkammern übergeleitet. AV-Ersatzrhythmus, Herzfrequenz 35/min

Unregelmäßige Bradykardien mit schmalen QRS-Komplexen

Differentialdiagnose:

- Bradyarrhythmia absoluta,
- AV-nodaler Block II. Grades mit unregelmäßigem Blockierungsverhältnis,
- sinuatrialer Block II. Grades mit unregelmäßigem Blockierungsverhältnis,
- Sinusbradykardie mit supraventrikulärer Extrasystolie.

- **Bradyarrhythmia absoluta
  (Vorhofflimmern mit langsamer Überleitung)**

Definition

Asynchrone chaotische Vorhoferregung mit langsamer, irregulärer Überleitung auf die Herzkammern.

Ätiologie

Fast immer organische Herzerkrankung (koronare Herzerkrankung, Kardiomyopathien, Vitien, hypertensive Herzerkrankung). Falls die bradykarde AV-Überleitung nicht medikamenteninduziert ist (Digitalis), ist an eine gleichzeitige Erkrankung des AV-Knotens zu denken.

EKG-Merkmale

Kammertätigkeit absolut arrhythmisch. Häufig längere Pausen, hierbei sind die Vorhofflimmerwellen besonders gut zu erkennen.

Diagnostische Probleme

Pseudoregularisierung unter antiarrhythmischer Therapie, besonders unter Digitalis.

Schwierigste Differentialdiagnose

Bei längeren Pausen Verwechslungsgefahr mit Sinusarrest oder Sinuspausen. *Aber:* dort intermittierend P-Wellen erkennbar.

Diagnostische Hilfen

Rhythmusstreifen.

Bradykardie, schmale QRS-Komplexe, unregelmäßig

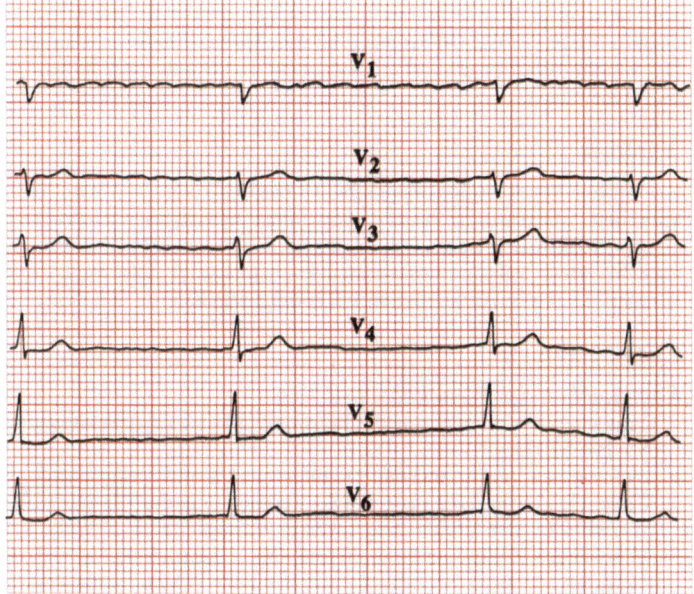

Abb. 55. Bradyarrhythmia absoluta, mittlere Herzfrequenz um 45/min. Flimmerwellen in V_1 gut erkennbar

- **AV-nodaler Block II. Grades
mit unregelmäßigem Blockierungsverhältnis**

Definition

Blockierung der Vorhoferregung im AV-Knoten. Bei Wenckebach-Zyklus meist intranodal, typisches Blockierungsverhältnis 3:2, 4:3, 5:4 etc; auch 2:1, dann ist die Differenzierung zum Mobitz-Block nicht möglich. Der Mobitz-Block liegt meist infranodal (im His-Bündel oder in den Leitungsschenkeln).

Ätiologie

Bei Mobitz-Block meist organische Herzerkrankung (koronare Herzkrankheit, Myokarditis, Kardiomyopathien, hypertensive Herzerkrankung). Prognostisch wesentlich ungünstiger als Wenckebach-Block, der auch bei Herzgesunden vorkommen kann (erhöhter Vagotonus) oder iatrogen (Digitalis, Antiarrhythmika) bedingt sein kann.

EKG-Merkmale

Kennzeichen des Wenckebach-Zyklus:
– Zunehmende Verlängerung des PQ-Intervalls bis zum Auftreten einer AV-Blockierung.
– Gleichzeitige Verkürzung der RR-Intervalle bis zur Blockierung der P-Welle. (Erklärung: die prozentuale Verlängerung des PQ-Intervalles ist zwischen der ersten und zweiten übergeleiteten P-Welle des Wenckebach-Zyklus am längsten und nimmt dann ab, so daß sich die RR-Intervalle trotz noch leicht zunehmender PQ-Intervalle verkürzen) (Abb. 57).
– Das R-R-Pausenintervall nach blockierter P-Welle ist kürzer als die Summe von zwei P-P-Intervallen.

Kennzeichen des Mobitz-Blockes:
Regelmäßige AV-Überleitung mit konstanter PQ-Zeit bis zum plötzlichen Ausfall eines QRS-Komplexes. Häufig auch höhergradige Blockierungen (2:1, 3:1 etc.).

Schwierigste Differentialdiagnose

Supraventrikuläre Extrasystolie. *Aber:* dort atypische P-Wellen-Achse und -Morphologie, Pausen unregelmäßig.

Diagnostische Hilfen

Atropingabe (s. S. 118).

Bradykardie, schmale QRS-Komplexe, unregelmäßig

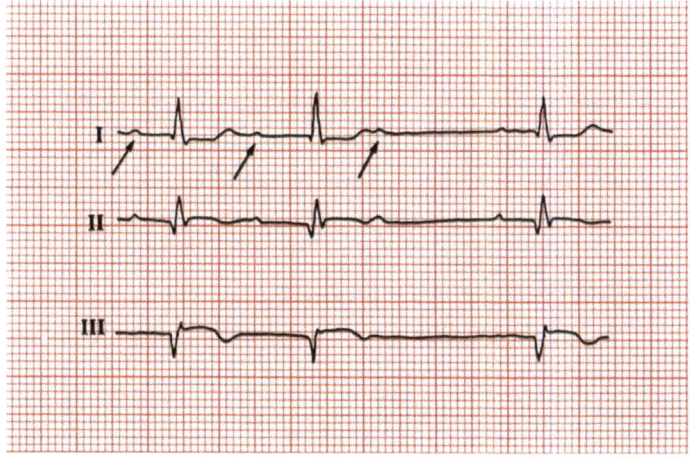

Abb. 56. 3:2-Wenckebach-Periodik bei AV-Block II. Grades. *Pfeile* deuten auf P-Wellen. Zunehmend längeres PQ-Intervall, wobei die dritte P-Welle nicht mehr übergeleitet wird

Bradykardie, schmale QRS-Komplexe, unregelmäßig

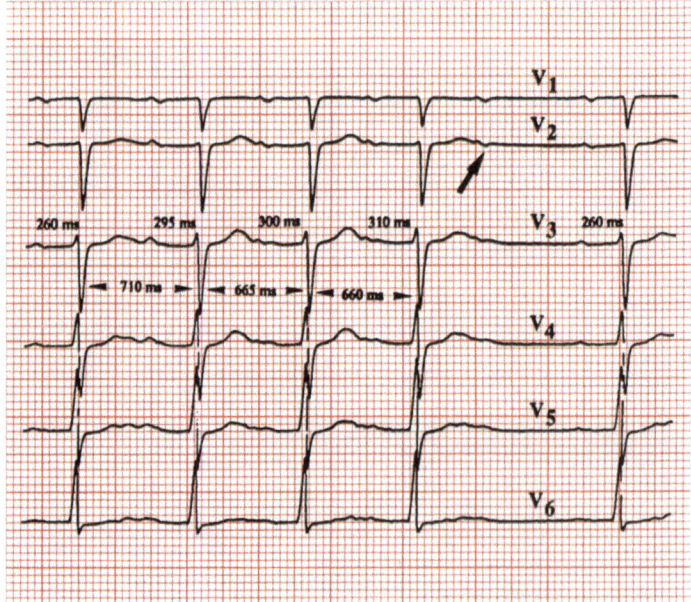

Abb. 57. 5:4-Wenckebach-Zyklus bei AV-Block II. Grades. Zunehmende Verlängerung des PQ-Intervalles von 260 auf 310 ms, jedoch abnehmendes RR-Intervall (s. S. 126). Blockierung der 5. P-Welle *(Pfeil)*

Bradykardie, schmale QRS-Komplexe, unregelmäßig

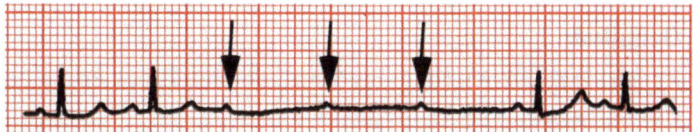

Abb. 58. Intermittierender AV-Block III. Grades. Die Pfeile deuten auf nicht übergeleitete P-Wellen. Monitorstreifen

- **Sinuatrialer Block II. Grades mit unregelmäßigem Blockierungsverhältnis**

Definition
Regelrechte Aktivierung des Sinusknotens, Blockierung der Überleitung auf das Vorhofmyokard.

Ätiologie
Vielfältig: Syndrom des kranken Sinusknotens, Hyperkaliämie, häufig organische Herzerkrankungen wie koronare Herzkrankheit, Myokarditis, Kardiomyopathien. Auch Medikamentenfolge (Antiarrhythmika, Digitalis).

EKG-Merkmale
Unregelmäßiger, normofrequenter bis bradykarder Kammerrhythmus. Bei Wenckebach-Zyklus (Typ 1) zunehmende Verkürzung des P-P-Intervalls bis zum Ausfall einer P-Welle. Das P-P-Pausenintervall ist kleiner als die Summe des doppelten P-P-Intervalles vor Ausfall der P-Welle. (Erklärung analog zu AV-Block II. Grades Typ Wenckebach s. S. 126). Bei Mobitz-Block (Typ 2) plötzlicher Ausfall einer oder mehrerer P-Wellen (mit konsekutivem Ausfall des QRS-Komplexes); die beim Wenckebach-Zyklus typische Verkürzung der P-P-Intervalle vor Auftritt der Blockierung fehlt, das Pausenintervall entspricht dem doppelten PP-Intervall vor Auftreten der Blockierung.

Diagnostische Probleme
Die elektrische Aktivität des Sinusknotens ist im EKG nicht sichtbar. Eine Abgrenzung zwischen Ausfall der Sinusknotendepolarisation (Sinusarrest) und fehlender Überleitung einer regelrechten Sinusknoten-Depolarisation ist daher oft nicht möglich.

Schwierigste Differentialdiagnose
Blockierte supraventrikuläre Extrasystolen. Vorzeitige (in der T-Welle verborgene) P-Wellen werden gelegentlich bei noch bestehender Refraktärität im AV-Knoten nicht übergeleitet. *Aber:* dort unregelmäßiges Auftreten von Pausen.

Bradykardie, schmale QRS-Komplexe, unregelmäßig

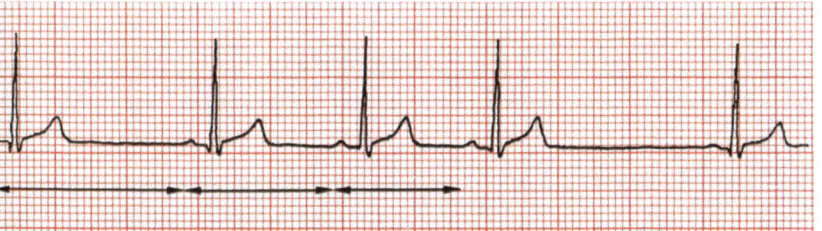

Abb. 59. SA-Block II. Grades, Typ Wenckebach. Zunehmende Verkürzung des P-P-Intervalles (↔↔↔) bis zum Ausfall einer P-Welle (s. Text)

Bradykardie, schmale QRS-Komplexe, unregelmäßig

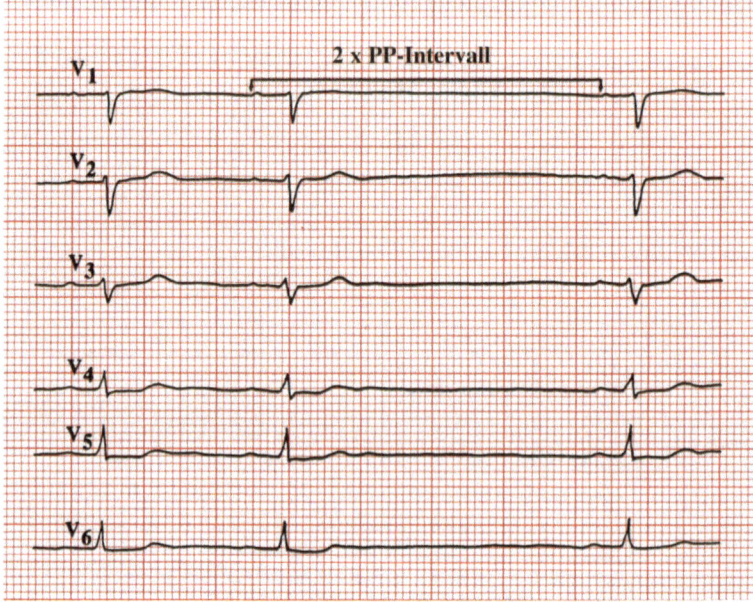

Abb. 60. Sinuatrialer Block II. Grades Typ 2 (Mobitz). Ausfall einer P-Welle mit konsekutivem Ausfall eines QRS-Komplexes, Pauseninvervall entspricht zwei P-P-Intervallen

Regelmäßige Bradykardien mit breitem QRS-Komplex

Differentialdiagnose:

- Regelmäßige Bradykardien jeglicher Genese mit vorbestehendem Schenkelblock,
- AV-Block III. Grades mit ventrikulärem Ersatzrhythmus.

- **AV-Block III. Grades
   mit ventrikulärem Ersatzrhythmus**

   Definition

   Ausfall der AV-Überleitung mit Auftreten eines ventrikulären Ersatzrhythmus.

   Ätiologie

   Kongenital, koronare Herzerkrankung (akuter Hinterwandinfarkt), Kardiomyopathien, Myokarditis, iatrogen (Digitalis, Antiarrhythmika).

   EKG-Merkmale

   Regelmäßiger Kammerrhythmus mit breiten QRS-Komplexen. P-Wellen mit hoher Frequenz und ohne Beziehung zu den Kammeraktionen (AV-Dissoziation).

   Diagnostische Probleme

   Übersehen der nicht übergeleiteten P-Wellen.

   Schwierigste Differentialdiagnose

   Idioventrikulärer Rhythmus (s. Abb. 18) bei Sinusbradykardie. *Aber:* dort intermittierende Übernahme der Schrittmacherfunktion durch den Sinusknoten mit Auftreten von schmalen Kammerkomplexen, evtl. Auftreten von Fusionsschlägen (Kombinationssystolen, die teilweise über den AV-Knoten übergeleitet werden und teilweise ventrikulären Ursprungs sind).

   Diagnostische Hilfen

   Rhythmusstreifen. Belastungs-EKG.

   Bemerkungen

   Ein ventrikulärer Ersatzrhythmus kann auch bei Ausfall der Sinus- und AV-Knotenfunktion auftreten.

Bradykardie, breite QRS-Komplexe, regelmäßig

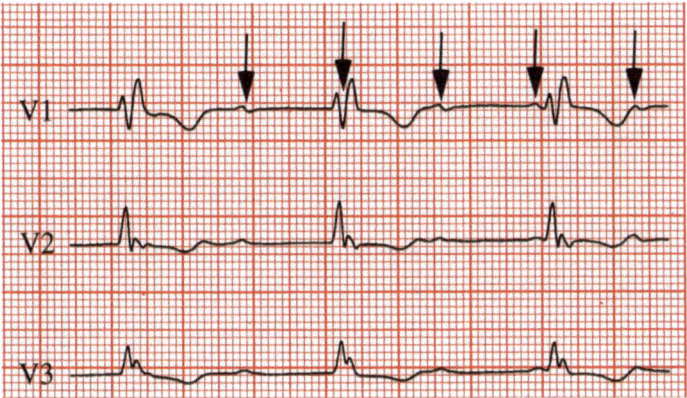

Abb. 61. AV-Block III. Grades mit ventrikulärem (rechtsschenkelblockförmigem) Ersatzrhythmus, Kammerfrequenz 35/min. Die P-Wellen *(Pfeile)* sind ohne feste Beziehung zum QRS-Komplex und teilweise im QRS-Komplex verborgen *(zweiter Pfeil)*

Bradykardie, breite QRS-Komplexe, regelmäßig

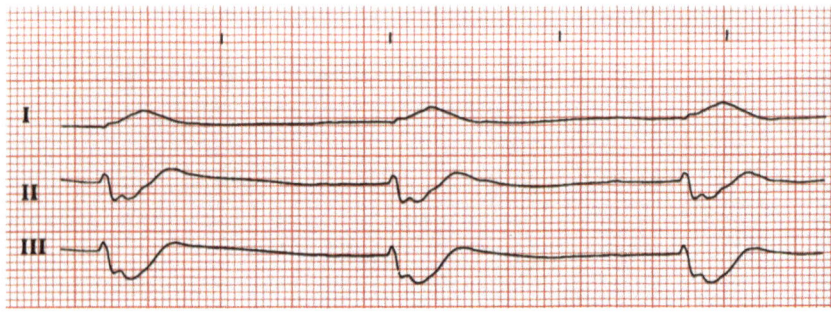

Abb. 62. Ventrikulärer Ersatzrhythmus. Breite QRS-Komplexe, kein typisches Schenkelblockbild, Frequenz 30/min. Keine erkennbare Vorhofaktivität. Patient mit kardiogenem Schock nach Myokardinfarkt

Unregelmäßige Bradykardien mit breiten QRS-Komplexen

Differentialdiagnose:

- Unregelmäßige Bradykardien jeglicher Genese mit vorbestehendem Schenkelblock (z.B. Bradyarrhythmia absoluta),
- polymorpher ventrikulärer Ersatzrhythmus.

- **Unregelmäßiger Bradykardien jeglicher Genese mit vorbestehendem Schenkelblock**

Bei vorbestehendem Links- oder Rechtsschenkelblock gehen auch die Bradyarrhythmia absoluta, der sinuatriale Block II. Grades mit unregelmäßigem Blockierungsverhältnis, der AV-nodale Block II. Grades mit unregelmäßigem Blockierungsverhältnis und die supraventrikuläre Extrasystolie bei Sinusbradykardie mit breiten QRS-Komplexen einher. EKG-Merkmale s. dort.

Bradykardie, breite QRS-Komplexe, unregelmäßig

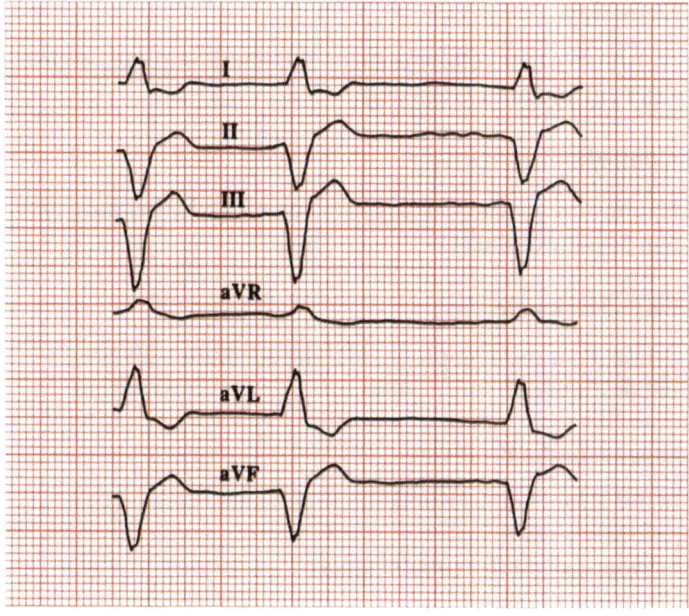

Abb. 63. Bradyarrhythmia absoluta mit Linksschenkelblock. Flimmerwellen in II erkennbar

- **Polymorpher ventrikulärer Ersatzrhythmus**

Definition

Auftreten schenkelblockartiger Kammerkomplexe wechselnden ventrikulären Ursprungs.

Ätiologie

Häufigste Ursache kardiogener Schock (z.b. bei ausgedehntem Myokardinfarkt).

EKG-Merkmale

Breite Kammerkomplexe, Herzfrequenz um 30/min, wechselnde Achse.

Diagnostische Probleme

In der Regel keine (Klinik!).

Schwierigste Differentialdiagnose

Bradyarrhythmia absoluta mit Schenkelblock. *Aber:* dort typisches Schenkelblockbild, konstante QRS-Achse, Flimmerwellen.

Diagnostische Hilfen

Rhythmusstreifen.

2.2 Zeitintervalle

2.2.1 PQ-Zeit (S. 142 f.)
2.2.2 QT-Zeit (S. 152 f.)

2.2.1 PQ-Zeit

Es sind zu unterscheiden:
- verlängerte PQ-Zeit,
- verkürzte PQ-Zeit,
- wechselnde PQ-Zeit.

Tabelle 11. Veränderung der PQ-Zeit

PQ-Zeit	P-Welle normal	P-Welle atypisch
Lang ($>0,2$ s)	AV-Block I. Grades	rechts- oder biatriale Hypertrophie
Kurz ($<0,12$ s)	Präexzitationssyndrom (WPW-Syndrom, LGL-Syndrom)	ektoper Vorhofrhythmus AV-Knotenrhythmus
Wechselnd	AV-Block II. Grades Typ Wenckebach intermittierende Präexzitation totaler AV-Block Sinusbradykardie mit konkurrierendem AV-Knotenrhythmus dualer AV-Knoten (Concertina-Phänomen)	„wandernder Schrittmacher" Sinusrhythmus mit gehäuften atrialen Extrasystolen

- **PQ-Verlängerung bei normaler P-Welle**

AV-Block I. Grades

Definition

Verlangsamte, aber regelmäßige Überleitung der Vorhofdepolarisation auf die Kammern.

Ätiologie

Vagotonie, iatrogen (Digitalis!), degenerativ, entzündlich (Myocarditis rheumatica, Diphtherie), bei KHK und Kardiomyopathie.

EKG-Merkmale

Verlängerung der PQ-Zeit bei regelmäßiger AV-Überleitung.

Diagnostische Probleme

P-Welle kann durch vorangehende T-Welle überlagert sein.

Diagnostische Hilfen

In der Regel normofrequenter Rhythmus, Demaskierung der P-Wellen in bradykarden Phasen.

Verlängerte PQ-Zeit bei normaler P-Welle

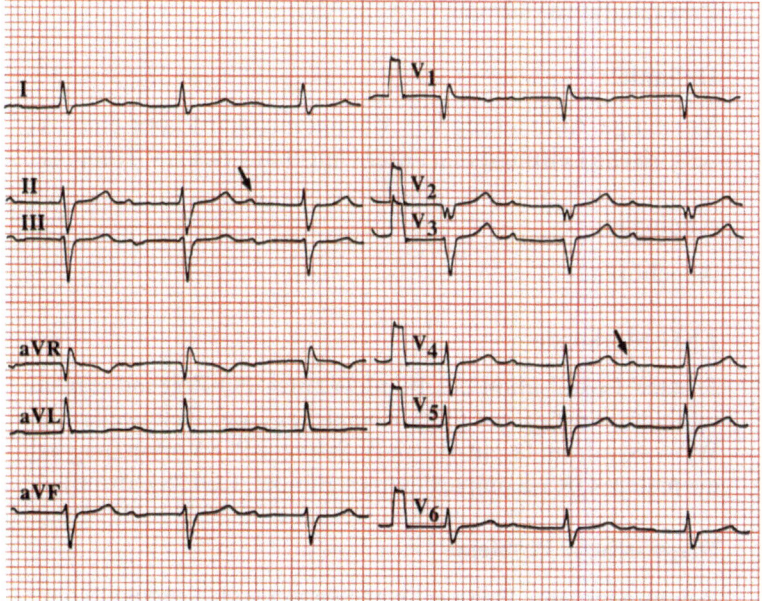

Abb. 64. AV-Block I. Grades. PQ-Zeit 320 ms. Nebenbefundlich überdrehter Linkstyp, Q-Zacken in V_1-V_3 bei Zustand nach Anteroseptalinfarkt. Durch die stark verlängerte PQ-Zeit rückt die P-Welle in die Nähe der vorausgehenden T-Welle *(Pfeile)*

- **PQ-Verkürzung bei normaler P-Welle**

Präexzitationssyndrome (s. auch Abb. 19)

Definition

Vorzeitige Aktivierung von Kammermyokard über eine akzessorische Leitungsbahn unter Umgehung des AV-Knotens.

Ätiologie

Angeboren.

EKG-Merkmale

Je nach Lokalisation des Bündels kurze PQ-Zeit mit trägem initialem Anstieg des QRS-Komplexes (sog. Deltawelle) bei WPW-Syndrom (Kent-Bündel). Seltener PQ-Verkürzung bei normalem QRS-Komplex (James-Bündel, LGL-Syndrom).

Diagnostische Probleme

Bei ausgeprägter Deltawelle Mißdeutung als Schenkelblock; bei linkslateralem Kent-Bündel oft keine eindeutige PQ-Verkürzung.

Schwierigste Differentialdiagnose

Sogenannter „oberer AV-Knotenrhythmus" oder Sinus coronarius-Rhythmus. *Aber:* Dort negative P-Wellen in II, III, aVF, meist auch in I und aVL; keine Deltawelle.

Verkürzte PQ-Zeit bei normaler P-Welle

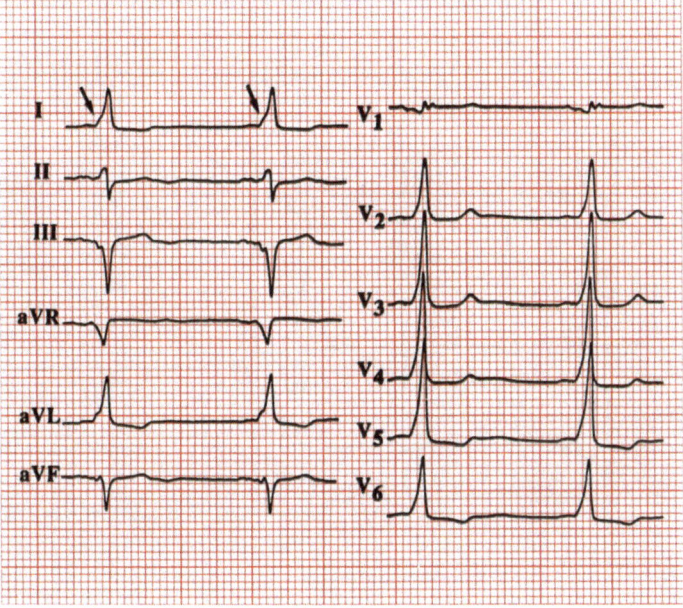

Abb. 65. PQ-Zeit 80 ms bei WPW-Syndrom. Träger initialer Anstieg des QRS-Komplexes durch Deltawelle *(Pfeile)*

Kurze PQ-Zeit bei normaler P-Welle

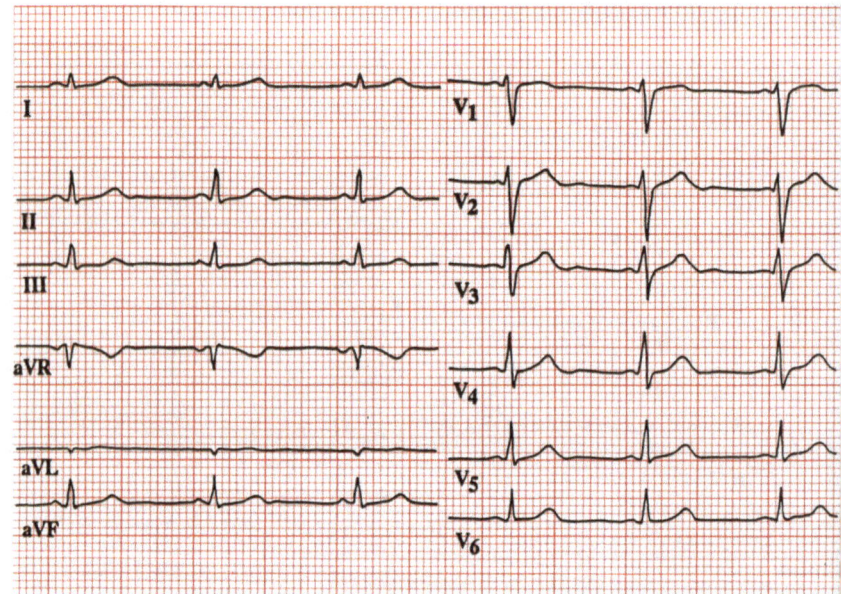

Abb. 66. PQ-Zeit 80 ms bei LGL-Syndrom. Unauffällige QRS-Morphologie

- **Wechselnde PQ-Zeit bei normaler P-Welle**

Differentialdiagnose:

1. AV-Block II. Grades Typ Wenckebach (s. Abb. 56)
Progressive PQ-Verlängerung bis zum Ausfall einer AV-Überleitung.

2. Totaler AV-Block (s. Abb. 54)
Bei kompletter AV-Dissoziation scheint dem QRS-Komplex u.U. eine P-Welle in regellosem Abstand voranzugehen.

3. Sinusbradykardie mit konkurrierendem AV-Knotenersatzrhythmus
Wechsel zwischen normalen Sinusschlägen und AV-Knotenrhythmen mit fehlender, unmittelbar vorangehender oder nachfolgender P-Welle.

4. Intermittierende Präexzitation (s. Abb. 22)
Bei langer Refraktärzeit im akzessorischen Bündel wechselweise Blockierung bzw. Überleitung über die akzessorische Leitungsbahn. Im EKG Wechsel zwischen normalen Schlägen und solchen mit kurzer PQ-Zeit mit (Kent-Bündel) oder ohne (James-Bündel) Deltawelle.

5. Dualer AV-Knoten
Bei Vorhandensein einer doppelten intranodalen Leitungsbahn mit langer Refraktärzeit eines Schenkels Wechsel zwischen normaler und langer PQ-Zeit (Concertina-Phänomen).

- **Wechselnde PQ-Zeit bei atypischer P-Welle**

Differentialdiagnose:

1. Wandernder Schrittmacher (s. Abb. 16)
Bei polytopem Vorhofersatzrhythmus P-Wellen mit wechselnder Morphologie und meist geringfügig verkürzter PQ-Zeit.

2. Sinusrhythmus mit gehäuften atrialen Extrasystolen
(s. Abb. 13)
Wechsel zwischen normalen P-Wellen mit normaler PQ-Zeit und atypischen P-Wellen mit meist geringfügig verlängerter PQ-Zeit.

3. Ektoper Vorhofrhythmus (s. auch Abb. 8)
im Wechsel mit Sinusrhythmus (Abb. 67)
Bei ektopem Vorhofrhythmus häufiger Erregungsursprung in der Nähe des Sinus coronarius (Sinus-coronarius-Rhythmus); hierbei negative P-Wellen in II, III, aVF mit leicht verkürzter PQ-Zeit.

Wechselnde PQ-Zeit bei atypischer P-Welle

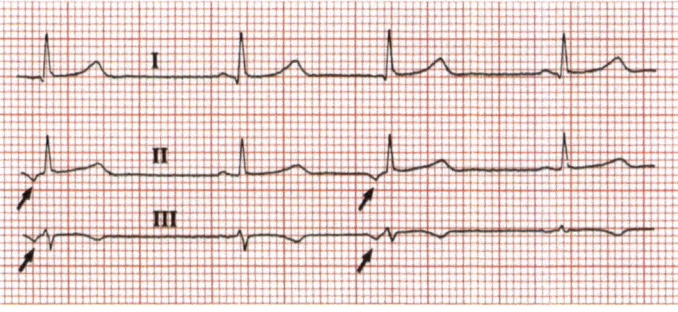

Abb. 67. Wechsel von Sinusrhythmus und ektopem Vorhofrhythmus. Änderungen der P-Wellen-Morphologie und -Achse mit verkürzter PQ-Zeit *(Pfeile)*

2.2.2 QT-Zeit

Hier sind zu unterscheiden:
- QT-Verlängerung und
- QT-Verkürzung

Tabelle 12. Veränderung der QT-Zeit

	Isoliert	Begleitend
QT-Verlängerung	kongenitale QT-Syndrome Hypokalzämie	– membranwirksame Pharmaka (Antiarrhythmika, Neuroleptika) – Myokardinfarkt im Zwischenstadium, Innenschichtschädigung – linksventrikuläre Hypertrophie – Schenkelblock – Vagotonie – Hypothyreose – scheinbar (TU-Verschmelzung) bei Hyokaliämie
QT-Verkürzung	Hyperkalzämie	Digitalis Sympathikotonie, Hyperthyreose

- **Isolierte QT-Verlängerung**
  Kongenitale QT-Syndrome

Definition

Repolarisationsstörung mit ausgeprägter QT-Verlängerung (oft >600 ms) und Neigung zu malignen ventrikulären Arrhythmien („Torsades-de-pointes"-Tachykardie).

Ätiologie

Kongenitale Störung mit autosomal rezessivem Erbgang und begleitender Taubheit (Jervell-Lange-Nielsen-Syndrom) oder ohne Taubheit mit autosomal dominantem Erbgang (Romano-Ward-Syndrom). Ursächlich wird eine inhomogene, linksseitig ausgeprägtere sympathische Innervation diskutiert.

EKG-Merkmale

Ausgeprägte QT-Verlängerung ohne sonstige Auffälligkeiten.

Diagnostische Probleme

Abgrenzung zu funktionellen QT-Verlängerungen bei asymptomatischen Patienten.

Schwierigste Differentialdiagnose

QT-Verlängerung bei Vagotonie. *Aber:* Dort QT-Verkürzung unter Belastung.

Diagnostische Hilfen

Familienanamnese. Anamnestisch Synkopen.

QT-Verlängerung

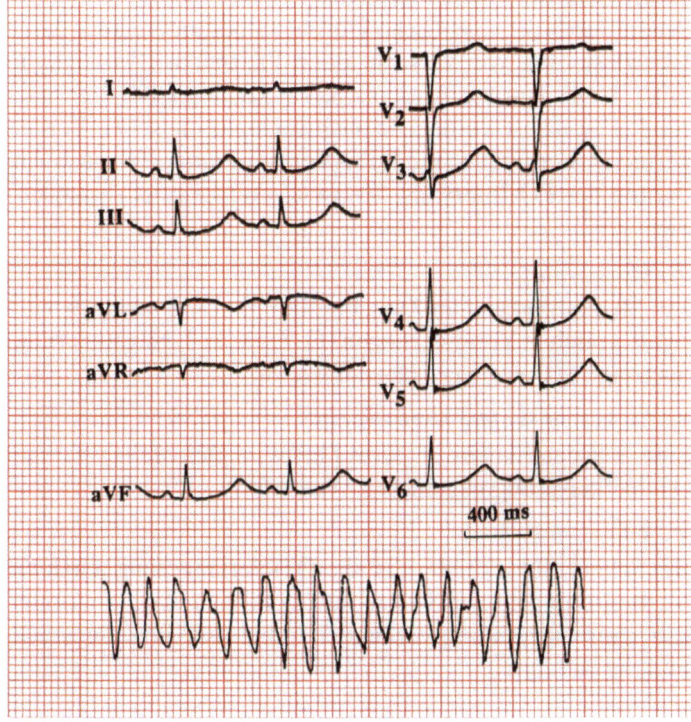

Abb. 68. Patientin mit langem QT-Syndrom. Das QT-Intervall liegt bei 550 ms und reicht bis zur nachfolgenden P-Welle. Im *unteren Bildabschnitt* Monitorstreifen mit typischer polymorpher Tachykardie

- **Begleitende QT-Verlängerung**

  1. Membranwirksame Pharmaka
  Schon durch therapeutische Dosen, insbesondere aber durch Überdosierung von verschiedenen Pharmaka (Antiarrhythmika, Neuroleptika, Antiepileptika) können EKG-Veränderungen induziert werden. Je nach Substanz meist QT-Verlängerung in Verbindung mit QRS-Verbreiterung, evtl. auch Änderung des PQ-Intervalls, Sinustachykardie oder -bradykardie.

  2. Myokardinfarkt
  Ein Myokardinfarkt im Zwischenstadium kann neben den übrigen typischen Veränderungen (Q-Zacken, T-Negativierung) auch eine QT-Verlängerung aufweisen.

  3. Linksventrikuläre Hypertrophie
  Eine linksventrikuläre Hypertrophie wird gleichfalls von einer QT-Verlängerung begleitet (s. Abb. 86).

  4. Schenkelblock
  Bei Schenkelblockbildern ist die QT-Verlängerung durch die Verbreiterung des QRS-Komplexes und die mit der abnormen Erregungsausbreitung verbundene abnorme Erregungsrückbildung bedingt.

- **Begleitende QT-Verkürzung**

1. Digitalistherapie
Bei therapeutischen Digitalisdosen vorkommende EKG-Veränderungen: QT-Verkürzung bei muldenförmiger ST-Strekkensenkung, T-Abflachung oder präterminale Negativierung. Überhöhung der U-Welle, Sinusbradykardie, PQ-Verlängerung.

2. Sympathikotonus
Bei körperlicher oder psychischer Belastung, Hyperthyreose, Fieber etc. QT-Zeitverkürzung.
Typische EKG-Merkmale sind Sinustachykardie, PQ- und QT-Verkürzung, aszendierende ST-Streckensenkung.

2.3 P-Wellenmorphologie

Tabelle 13. P-Wellenveränderungen

P-Welle	Breite ≤0,1s	Breite >0,1s
Amplitude ≤0,25 mV	physiologisch	linksatriale Hypertrophie
Amplitude >0,25 mV	rechtsatriale Hypertrophie	biatriale Hypertrophie

- **Linksatriale Hypertrophie (P-sinistroatriale)**

Definition

Ablenkung des Summationsvektors beider Vorhöfe nach links und hinten durch Druck- und/oder Volumenbelastung des linken Vorhofs.

Ätiologie

Mitralvitien, Hypertonie, Kardiomyopathie, Einschränkung der linksventrikulären Pumpfunktion.

EKG-Merkmale

Verbreiterung sowie Kerbung bzw. Zweigipfligkeit der P-Welle in I, II, aVL, und V_4-V_6, deutlich biphasisches P in V_1 und V_2.

Diagnostische Probleme

P-Wellen-Verbreiterung nicht in allen Ableitungen sichtbar.

Schwierigste Differentialdiagnose

Intraatriale Leitungsstörungen bei degenerativen Myokarderkrankungen. *Aber:* dort P-Dauer meist unter 0,12 s.

Diagnostische Hilfen

Durch die Grundkrankheit bedingte zusätzliche EKG-Veränderungen (linksventrikuläre Hypertrophie etc.).

Verbreiterte P-Wellen

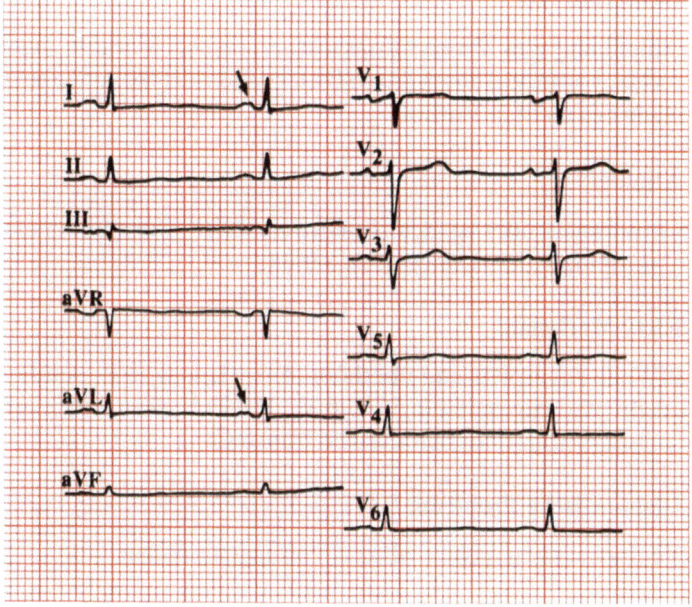

Abb. 69. Verbreiterte P-Welle mit leichter Einkerbung, gut erkennbar in I und aVL *(Pfeile)*. Typische P-Wellenkonfiguration bei P-sinistroatriale

- **Rechtsatriale Hypertrophie (P-dextroatriale)**

Definition

Ablenkung des Summationsvektors beider Vorhöfe nach rechts, vorne und unten durch Druck- und/oder Volumenbelastung des rechten Vorhofs.

Ätiologie

Chronisches oder akutes (Lungenembolie!) Cor pulmonale, Trikuspidalvitien, kongenitale Vitien.

EKG-Merkmale

P-Welle zugespitzt und überhöht in II, III und aVF, deutlich positiv und zugespitzt in V_1 und V_2. PQ-Zeit meist leicht verlängert (intraatriale Leitungsverzögerung).

Diagnostische Probleme

Veränderungen nicht in allen Ableitungen sichtbar.

Schwierigste Differentialdiagnose

P-Wellen-Überhöhung bei Sympathikotonie. *Aber:* dort begleitende Sinustachykardie, Rückbildung der Veränderung in Ruhe.

Diagnostische Hilfen

Meist begleitende Zeichen der Rechtsherzbelastung (Rechts- oder Steiltyp, rechtsventrikuläre Hypertrophie).

Hohe P-Welle

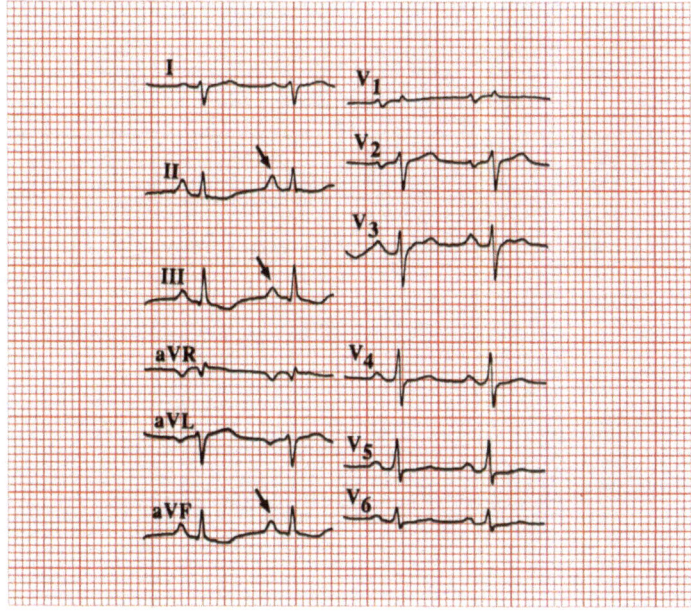

Abb. 70. Überhöhte P-Welle *(Pfeile)* in II, III und aVF (P-pulmonale, syn. P-dextroatriale). Steiltyp

Wechselnde P-Wellen

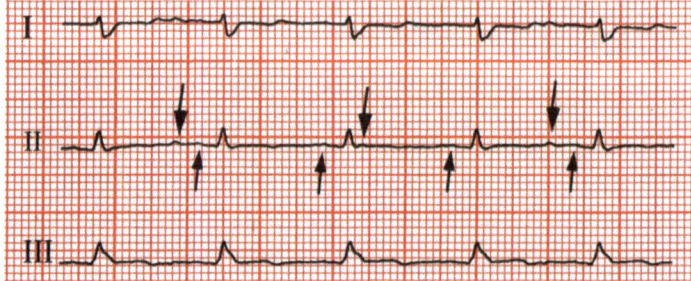

Abb. 71. Zustand nach orthotoper Herztransplantation. Es sind zwei P-Wellenmorphologien zu erkennen, wobei die P-Wellen des Spenderherzens dem QRS-Komplex regelrecht vorausgehen *(Pfeile von unten)* und die P-Wellen des ursprünglichen Herzens *(größere Pfeile von oben)* nicht übergeleitet werden (P-Wellen Dissoziation). Die Frequenz der Vorhofaktionen des Spenderherzens (denerviertes Herz) ist höher als die Frequenz des Empfängervorhofes

2.4 Q-Zacken

Q-Zacken sind Ausdruck einer Erregungsfront, die sich initial von einem definierten Ableitungspunkt entfernt. Physiologischerweise erfolgt die früheste Kammererregung, nämlich die des Septums, von links nach rechts, so daß sich kleine, nicht signifikante Q-Zacken (Dauer bis 0,03s, Tiefe 0,2−0,3mV = mm, kleiner als ¼ der nachfolgenden R-Zacke) in den Ableitungen I, aVL sowie V_4-V_6 finden können. Signifikante Q-Zacken (Amplitude >¼−⅓ der nachfolgenden R-Zacke, Dauer >0,03s) sind fast immer pathologisch. Eine Ausnahme bildet die Ableitung aVR, in der sich normalerweise tiefe und breite Q-Zacken bzw. QS-Komplexe finden. Eine weitere Ausnahme findet sich in Ableitung III beim sog. Q_{III} Linkstyp. Q-Zacken in V_1 und V_2 sind unabhängig von Amplitude und Dauer grundsätzlich pathologisch.

Pathologische Q-Zacken sind am häufigsten Ausdruck eines Potentialverlustes über einer Infarktregion. Auch eine Änderung des physiologischen Erregungsablaufs kann zur Ausbildung von signifikanten Q-Zacken führen. So bei vorzeitiger Erregung der Herzkammern bei WPW-Syndrom, bei Linksschenkelblock, bei Hypertrophie (spitze, tiefe Q-Zacke bei hypertropher Kardiomyopathie) oder bei Achsendrehung des Herzens (akute Lungenembolie mit Q in III in Verbindung mit tiefer S-Zacke in I).

Isolierte Q-Zacken	Q-Zacken mit typischem Lokalisationsmuster
Q_{III} bei Linkstyp Q_{III} ($S_I Q_{III}$-Typ) bei Lungenembolie	− Myokardinfarkt − hypertrophe Kardiomyopathie − WPW-Syndrom − Linksschenkelblock

2.4.1 Isolierte Q-Zacken

Differentialdiagnose:

- Q_{III} bei Linkstyp,
- Q_{III} ($S_I\, Q_{III}$-Typ) bei Lungenembolie.

- Q_{III} bei Linkstyp

Definition

Signifikante, nicht pathologische Q-Zacke in Ableitung III bei Linkstyp.

Ätiologie

Durch Achsendrehung des Herzens nach links initiale Erregungsfront von Ableitung III weggerichtet, somit Ausbildung einer Q-Zacke.

EKG-Merkmale

Q in III isoliert, kein pathologisches Q in II oder aVF. QRS-Komplex in III niedrigamplitudig, meist begleitende negative T-Welle.

Schwierigste Differentialdiagnose

Abgelaufener Hinterwandinfarkt. *Aber:* dort „verdächtige Q-Zacke" in mindestens noch einer Ableitung (II oder aVF).

Diagnostische Hilfen

Das Q_{III} wird bei Inspiration deutlich kleiner, jedoch kein absolut zuverlässiges Zeichen.

Isolierte Q-Zacken

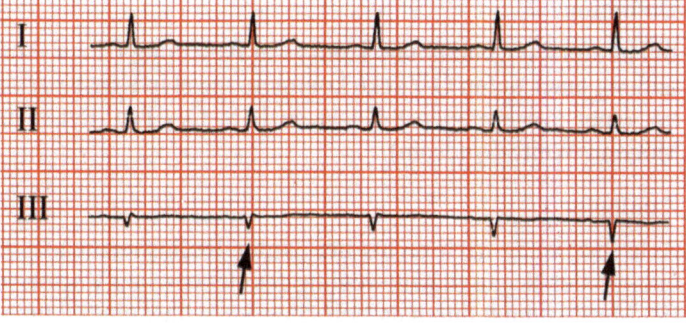

Abb. 72. Wechselnde tiefe Q-Zacken (atemabhängig) in Ableitung III bei Linkstyp

- **Q_{III} bei Lungenembolie**

Definition

Bei akuter Lungenembolie kann es in Ableitung III zur Ausbildung einer tiefen Q-Zacke kommen, meist in Kombination mit einer ausgeprägten S-Zacke in I (S_I Q_{III}-Typ, Synonym McGinn-White-Syndrom).

Ätiologie

Achsendrehung nach rechts bei akuter Rechtsherzbelastung mit initialer Negativitätsbewegung des elektrischen Vektors in III. Meist bedingt durch embolischen Verschluß einer Pulmonalarterie bei tiefer Beinvenenthrombose.

EKG-Merkmale

Häufig Tachykardie, Steil- bis Rechtstyp, P-Pulmonale, T-Negativierung in V_1-V_3. Q in III eher spitz negativ, tiefes S in I, nicht selten Entwicklung eines (oft flüchtigen) Rechtsschenkelblockes.

Diagnostische Probleme

Nur in maximal 30% kommt es zur Ausbildung des elektrokardiographischen S_I Q_{III}-Typs bei szintigraphisch nachgewiesener Lungenembolie (s. auch S. 280).

Schwierigste Differentialdiagnose

Hinterwandinfarkt. *Aber:* dort in der Regel keine isolierte Q-Zacke in III.

Diagnostische Hilfen

Begleitende EKG-Veränderungen, Anamnese; Vor-EKG (Typenwandel!).

Isolierte Q-Zacken

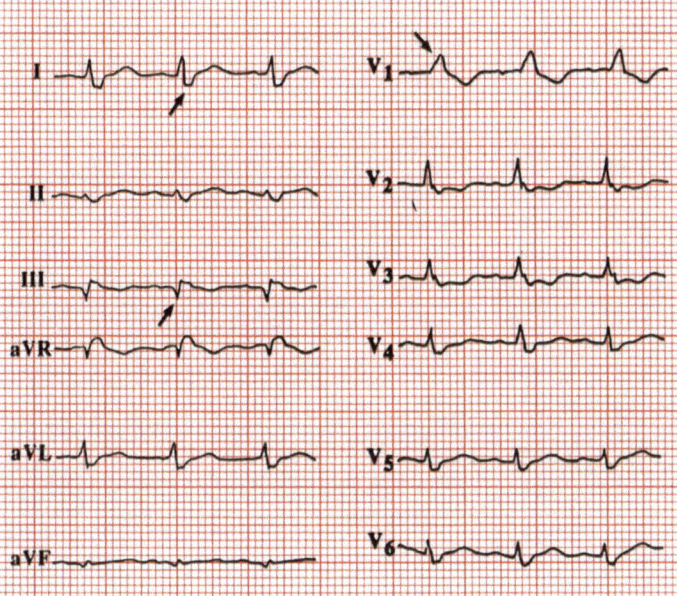

Abb. 73. $S_I Q_{III}$-Typ bei Lungenembolie, Q-Zacke in Ableitung III, S-Zacke in Ableitung I sowie Rechtsschenkelblock *(Pfeile)*. Sinustachykardie (110/min)

2.4.2 Q-Zacken mit typischem Lokalisationsmuster

Differentialdiagnose:

- Myokardinfarkt,
- hypertrophe Kardiomyopathie,
- WPW-Syndrom,
- Linksschenkelblock (s. S. 202).

- **Q-Zacken bei Myokardinfarkt**

Definition

Meist in mehreren Ableitungen auftretende signifikante Q-Zacken oder QS-Komplexe als Aussdruck eines Potentialverlustes über einem Infarktareal („Nekrose"-Q).

Ätiologie

Thrombotischer oder (selten) embolischer Verschluß einer Koronararterie.

EKG-Merkmale

Je nach Infarktstadium (s. Abschn. Myokardinfarkt S. 261) pathologische Q-Zacken oder QS-Komplexe mit oder ohne entsprechenden Endstreckenveränderungen in den infarkttypischen Ableitungen (II, III, aVF Hinterwandinfarkt; I, aVL, V_5 und V_6 Seitenwandinfarkt; V_1-V_4 Vorderwandinfarkt).

Diagnostische Probleme

Q-Zacken bleiben in der Regel als Residuum eines abgelaufenen Infarkts auf Dauer erkennbar. In seltenen Fällen (5–6%) kann sich eine pathologische Q-Zacke nach Myokardinfarkt zurückbilden.

Gelegentlich nur in einer Ableitung signifikante Q-Zacken. In der Vorderwand evtl. nur Reduktion der R-Amplitude ohne Q-Zacken als Ausdruck eines abgelaufenen Myokardinfarktes („mangelnde R-Progression").

Schwierigste Differentialdiagnose

Q_{III} bei Linkstyp (Abb. 72). *Aber:* dort isolierte Q-Zacke in Ableitung III ohne signifikantes Q in II und/oder aVF.

Q-Zacken mit typischem Lokalisationsmuster

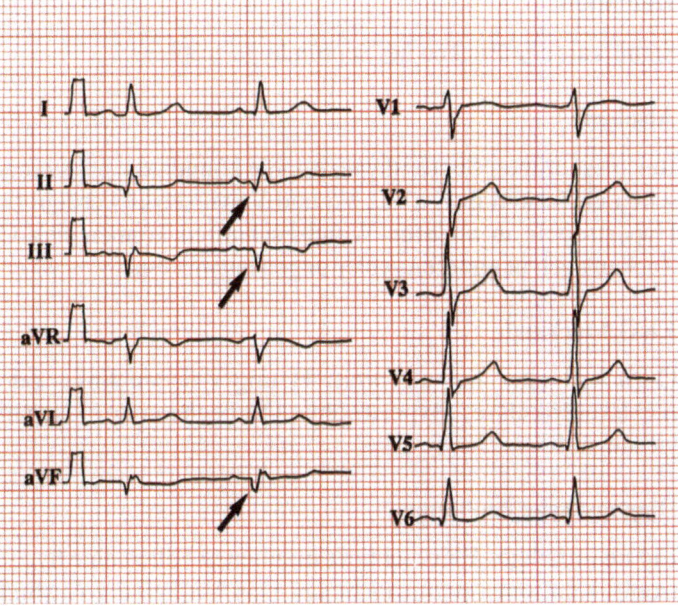

Abb. 74. Zustand nach Hinterwandinfarkt. Signifikante Q-Zacken in II, III und aVF *(Pfeile)*

- **Q-Zacken bei hypertropher Kardiomyopathie**

Definition

Signifikante Q-Zacken bei Septumhypertrophie.

Ätiologie

Bei ausgeprägter Septumhypertrophie können die physiologischen Q-Zacken in I, aVL, V5 und V6 verstärkt werden; bei Hypertrophie in anderen Wandabschnitten können sich Q-Zacken auch in anderen Ableitungen entwickeln.

EKG-Merkmale

Q-Zacken eher tief als breit. Häufig Zeichen links- oder rechtsventrikulärer Hypertrophie. Oft begleitende T-Negativierungen!

Diagnostische Probleme

Ein unauffälliges EKG schließt in seltenen Fällen eine hypertrophe Kardiomyopathie nicht aus. Das Ausmaß der Ausflußbahnobstruktion korreliert nicht mit der Schwere der EKG-Veränderungen.

Schwierigste Differentialdiagnose

Infarkt-Q. *Aber:* Hier meist R-Reduktion bzw. größeres Q/R-Verhältnis.

Diagnostische Hilfen

Hohe R-Amplituden.

Q-Zacken mit typischem Lokalisationsmuster

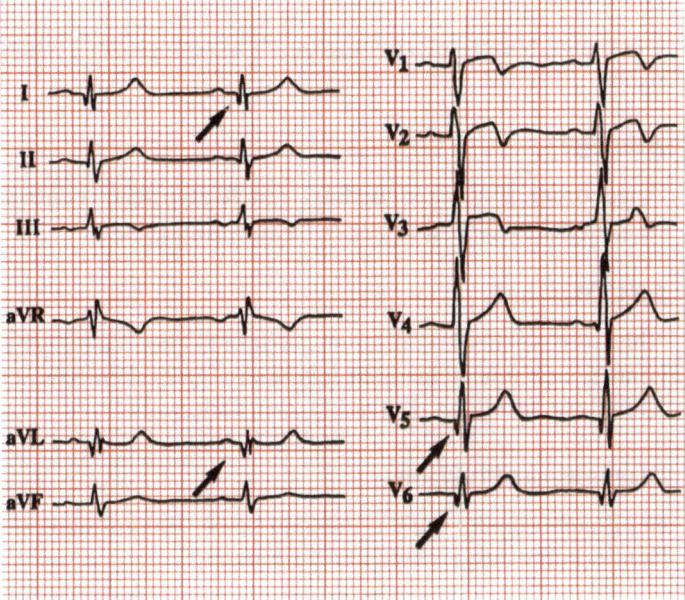

Abb. 75. Q-Zacken in Ableitung in I, aVL, V_5 und V_6 (Pfeile) bei hypertropher obstruktiver Kardiomyopathie. Aufsplitterung des QRS-Komplexes in III und aVL. Kammerendteilveränderungen mit T-Negativierung in III sowie V_1-V_3

- **Q-Zacken bei WPW-Syndrom**

Definition

Vorzeitige Ventrikelerregung durch akzessorische Leitungsbahn.

Ätiologie

Angeboren. Q-Zacken bedingt durch atypische Ventrikeldepolarisation über die akzessorische Leitungsbahn.

EKG-Merkmale

Abhängig von der Lokalisation der zusätzlichen Leitungsbahn können sich unterschiedlich lokalisierte Q-Zacken bzw. QS-Komplexe ausbilden. Kurze PQ-Zeit, Deltawelle!

Diagnostische Probleme

Bei Beachtung der kurzen PQ-Zeit keine. Bei linkslateralem Bündel keine ausgeprägte PQ-Verkürzung.

Schwierigste Differentialdiagnose

Abgelaufener Myokardinfarkt. *Aber:* keine Deltawelle, normale PQ-Zeit.

Diagnostische Hilfen

Anamnestisch Tachykardien.

Q-Zacken mit typischem Lokalisationsmuster

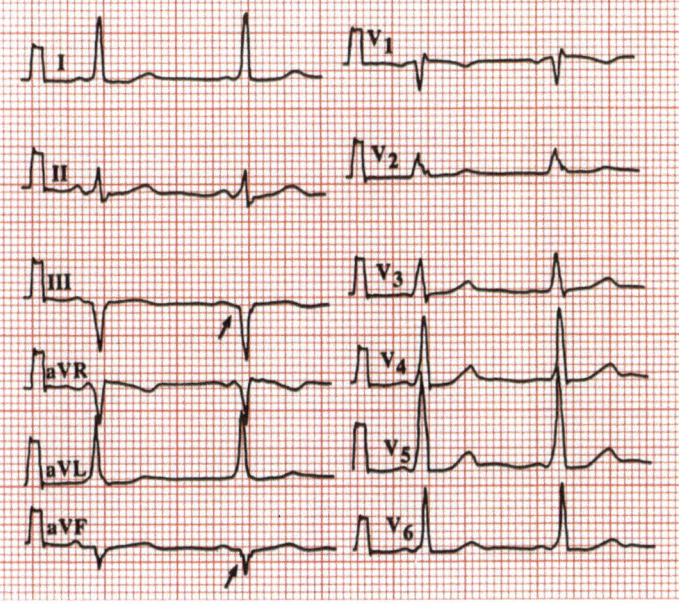

Abb. 76. Tiefe Q-Zacken in Ableitung III und aVF (Pfeile). Kein Hinterwandinfarkt! Kurze PQ-Zeit, Deltawelle (gut erkennbar in V_5 und V_6) bei WPW-Syndrom

2.5 QRS-Morphologie

2.5.1 Atypischer QRS-Komplex in V_1
2.5.2 Atypischer QRS-Komplex in V_6
2.5.3 Fehlende oder zögerliche R-Progression in V_1–V_6

2.5.1 Atypischer QRS-Komplex in V_1

Differentialdiagnose (Tabelle 14):

- Rechtsschenkelblock,
- rechtsventrikuläre Hypertrophie,
- obstruktive Kardiomyopathie
  (begleitende Rechtsherzhypertrophie),
- WPW-Syndrom (linksseitig gelegene Leitungsbahn),
- posteriorer Infarkt („eigentlicher" Hinterwandinfarkt).

Tabelle 14. Atypischer QRS-Komplex in V_1

Diagnose	Kennzeichen	QRS-Komplexe	Weitere Kennzeichen
Rechtsschenkelblock	QRS meist triphasisch (rSR)		tiefe S-Zacke in I
Rechtsherzhypertrophie	hohes R in V_1, häufig vorausgehende Q-Zacke in V_1		P-pulmonale Rechtstyp
WPW-Syndrom	hohes R in V_1 möglich (linksseitige Leitungsbahn) kurze PQ-Zeit, Deltawelle		signifikante Q-Zacken in anderen Ableitungen? ungewöhnlicher Lagetyp?
Posteriorer Infarkt	hohes R in V_1 positive T-Welle in V_1, evtl. ST-Senkung		Q-Zacken in II, III, aVF? (begleitender inferiorer Infarkt)
Physiologisch	Kleines R, negative T-Welle		

- **Rechtsschenkelblock**

Definition

Blockierung des rechten Tawara-Schenkels mit konsekutiver Aktivierung der rechten Kammer auf muskulärem Wege von links.

Ätiologie

Ursachen vielfältig: koronare Herzerkrankung, Myokarditis, rechtsventrikuläre Druck- oder Volumenbelastung (Cor pulmonale, Lungenembolie, Vorhofseptumdefekt, Mitralvitien) selten Kardiomyopathien. Im Gegensatz zum Linksschenkelblock weist der Rechtsschenkelblock nicht unbedingt auf eine organische Herzerkrankung hin.

EKG-Merkmale

In V_1 aufgesplitterter, M-förmiger QRS-Komplex mit einer QRS-Breite von mindestens 0,12 s. Bei einer QRS-Breite von 0,11 s spricht man von einem inkompletten Rechtsschenkelblock; ist der QRS-Komplex in V_1 zwar M-förmig defomiert, jedoch schmaler als 0,11 s, liegt eine „Rechtsverspätung" vor. Die QRS-Morphologie kann sehr variabel sein und zeigt beim sog. Wilson-Block eine triphasische Konfiguration (rSR′). Auch plumpe, verbreiterte Kammerkomplexe ohne wesentliche Aufsplitterung in V_1 können auftreten. In Ableitung I (und aVL), tiefe S-Zacke. Mit Ausnahme der rechtspräkordialen Ableitungen meist unveränderter ST-T-Abschnitt.

Schwierigste Differentialdiagnose

Hohe R-Zacke bei Rechtsherzhypertrophie (s. Abb. 82). *Aber:* dort typischerweise vorausgehende q-Zacke (qR), Vorliegen eines Steil- oder Rechtstyps, P-Pulmonale.

Bemerkung

Die Prognose des Rechtsschenkelblocks ist günstiger als die des Linksschenkelblocks, muß jedoch in Zusammenhang mit der Grunderkrankung gesehen werden. So ist die Prognose des neu auftretenden Rechtsschenkelblockes bei Myokardinfarkt sehr ernst (ausgedehnter Myokardinfarkt s. Abb.125). Bei Lungenembolie ist der Rechtsschenkelblock oft flüchtig. Wegen der normalen initialen Kammerregung sind trotz Rechtsschenkelblocks diagnostische Rückschlüsse hinsichtlich Myokardinfarkt oder Kammerhypertrophie möglich.

Triphasischer QRS-Komplex in V_1

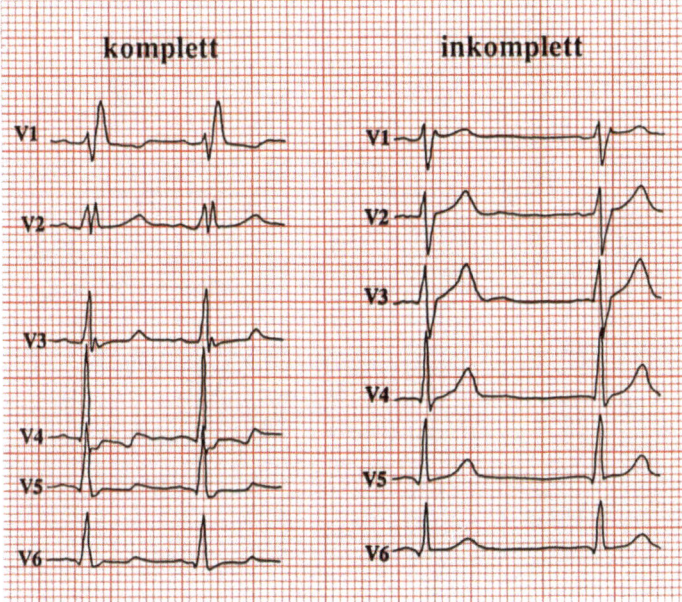

Abb. 77. Brustwandableitungen. *Links:* kompletter Rechtsschenkelblock mit einer QRS-Breite von 130 ms, *rechts:* inkompletter Rechtsschenkelblock mit nur angedeutetem r′ und einer QRS-Breite von 110 ms

Triphasischer QRS-Komplex in V_1

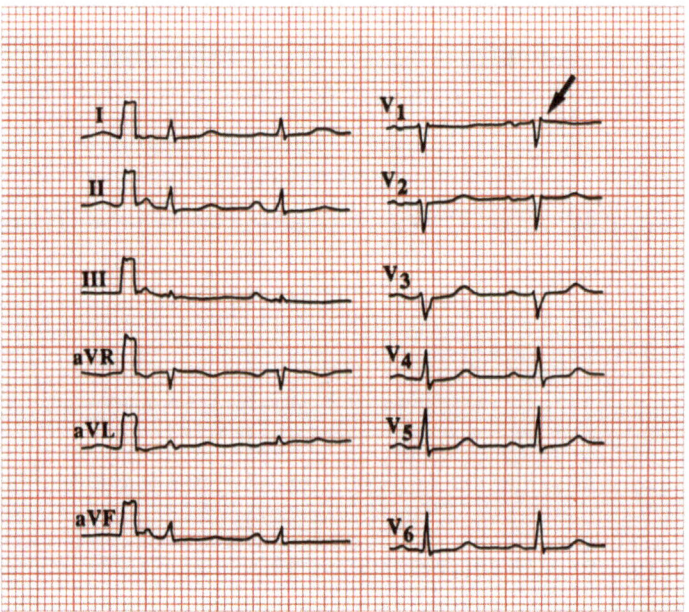

Abb. 78. Inkompletter Rechtsschenkelblock mit kleiner zweiter R-Zacke (r′) in V_1 *(Pfeil)*. Ansonsten unauffälliges EKG

Triphasischer QRS-Komplex in V$_1$

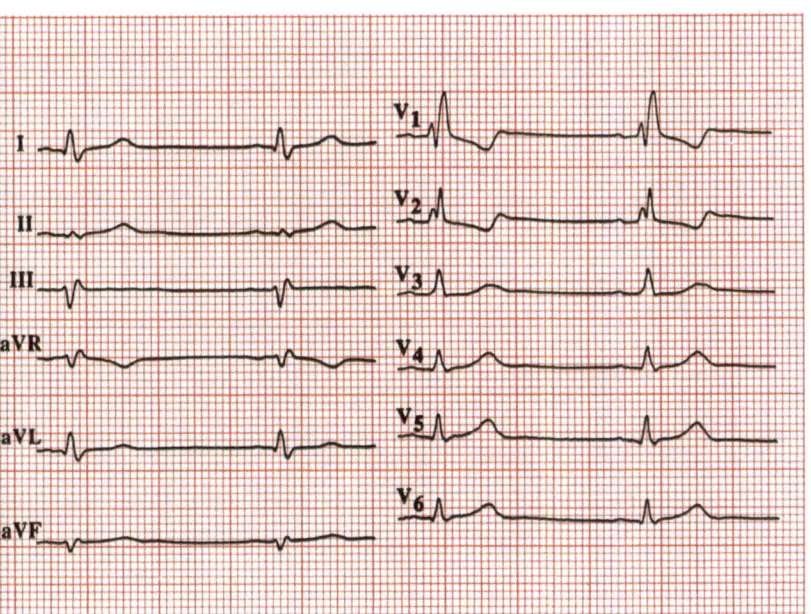

Abb. 79. Kompletter Rechtsschenkelblock. Typische triphasische QRS-Konfiguration in V$_1$. In V$_2$ QRS-Komplex ebenfalls noch aufgesplittert, tiefe S-Zacke in I (und aVL)

Hohes und breites R in V_1

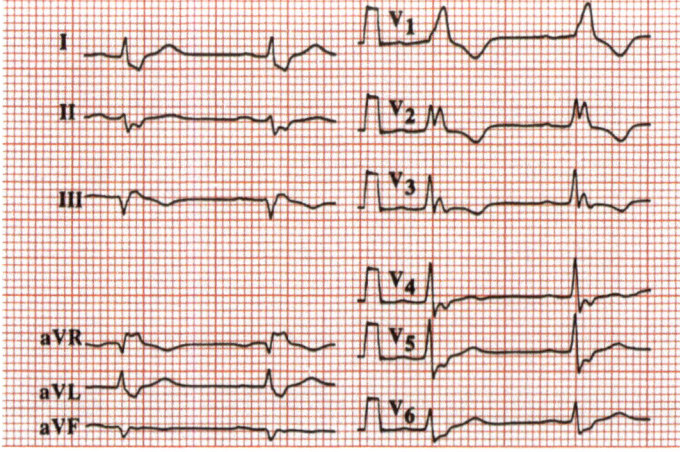

Abb. 80. Kompletter Rechtsschenkelblock. In diesem Beispiel monophasische QRS-Verbreiterung in V_1, Aufsplitterung des QRS-Komplexes in V_2 und V_3

Triphasischer QRS-Komplex in V_1

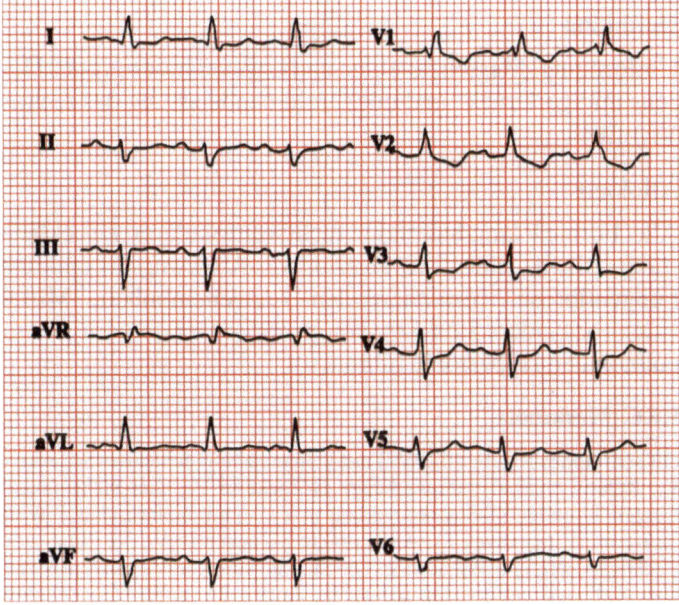

Abb. 81. Bifaszikulärer Block. Kompletter Rechtsschenkelblock mit linksanteriorem Hemiblock (hohe R-Amplitude in I, tiefe S-Zacken in II und III, s. Abb. 91)

- **Hohes R in V_1 bei rechtsventrikulärer Hypertrophie**

Definition

Umformung, Massenzunahme und Lageveränderung des Herzens infolge Druck- und/oder Volumenbelastung des rechten Ventrikels.

Ätiologie

Alle Formen langdauernder rechtsventrikulärer Druckbelastung, z.b. bei chronisch obstruktiver Atemwegserkrankung, Lungenfibrose, rezidivierenden Lungenembolien, Mitralvitien (besonders Stenose), kongenitalen Herzfehlern, die zur pulmonalen Hypertonie führen.

EKG-Merkmale

Oft sehr hohes R (über 0,7 mV) mit kleiner, häufig fehlender S-Zacke in V_1. Relativ typisch: vorausgehende Q-Zacke in V_1, aber nicht obligat. Deszendierender ST-Streckenverlauf in V_1, V_2 mit biphasischer T-Welle (präterminal negatives T). Ausgeprägte S-Zacken in V_5, V_6. Steil- oder Rechtstyp, häufig P-Pulmonale. Die Summe von R in V_1 und S in V_5 von über 1,05 mV spricht für rechtsventrikuläre Hypertrophie (Sokolow-Index). Mäßige QRS-Verbreiterung.

Diagnostische Probleme

Selbst bei deutlicher Rechtsherzhypertrophie können EKG-Veränderungen fehlen.

Schwierigste Differentialdiagnose

Rechtsschenkelblock (s. Abb. 79 und 80). *Aber:* QRS-Komplex meist breiter.

Diagnostische Hilfen

Lungenfunktionsuntersuchung, Echokardiographie, Rechtsherzkatheter.

Hohes R in V_1

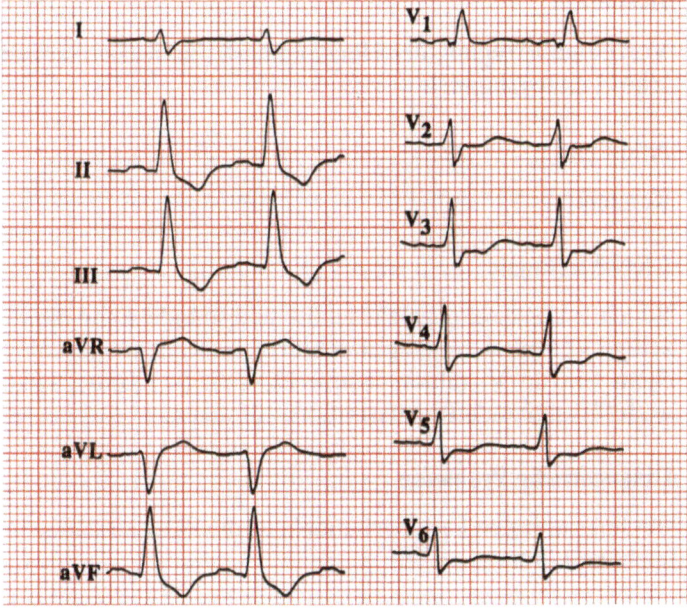

Abb. 82. Rechtsventrikuläre Hypertrophie bei Cor pulmonale. Hohe R-Amplitude in V_1 mit vorausgehender kleiner Q-Zacke (qR). Rechtstyp

- **Hohes R in V_1 bei WPW-Syndrom**

Definition

Vorzeitige Erregung der Herzkammern durch ein akzessorisches Leitungsbündel.

Ätiologie

Kongenital.

EKG-Merkmale

Bei einem linksseitig gelegenen Leitungsbündel kann die vorzeitige Ventrikelerregung zu einem rechtsschenkelblockähnlichem Bild in V_1 führen. Kurze PQ-Zeit (<120 ms), Deltawelle! Begleitende Repolarisationsstörungen.

Diagnostische Probleme

Bei linkslateralen Leitungsbündeln ist die PQ-Zeit häufig nur leicht verkürzt.

Schwierigste Differentialdiagnose

Rechtsschenkelblock. *Aber:* dort normale PQ-Zeit, häufig triphasischer QRS-Komplex.

Diagnostische Hilfen

Anamnestisch Tachykardien.

Hohes R in V_1

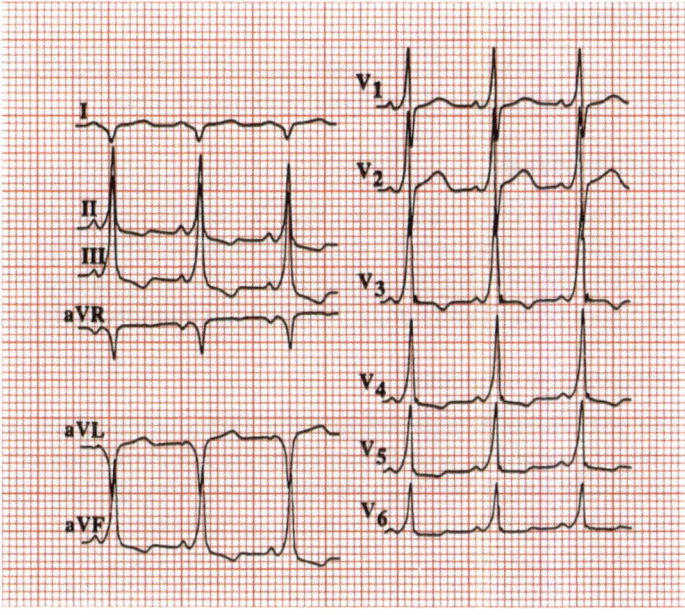

Abb. 83. Hohes R in V_1 bei WPW-Syndrom. Die hohe R-Amplitude in V_1 ist durch die abnorme Ventrikeldepolarisation über eine akzessorische Leitungsbahn zu erklären. Dies gilt auch für den ungewöhnlichen Lagetyp (Rechtstyp). Kurze PQ-Zeit mit gut erkennbarer Deltawelle

- **Hohes R in V_1 bei posteriorem Infarkt**

Definition

Streng posteriorer Infarkt („eigentlicher" Hinterwandinfarkt) durch Verschluß des R. interventricularis posterior.

EKG-Merkmale

Je nach Infarktstadium hohes R in V_1 mit ST-Senkung oder überhöhtem positivem T (spiegelbildliche indirekte Infarktzeichen). Nicht selten zusätzlich Q-Zacken in II, III und aVF als Hinweis für diaphragmale Beteiligung (inferiorer Infarkt).

Diagnostische Probleme

Die posterioren Wandabschnitte sind elektrokardiographisch schwierig erfaßbar, so daß man indirekte Infarktzeichen in V_1 heranziehen muß. V_1 erfaßt elektrische Aktivität des Herzens, die posterioren Wandabschnitten gegenüberliegt, so daß ein hohes R in V_1 einer tiefen Q-Zacke über dem eigentlichen Infarkgebiet entspricht. Analog läßt eine ST-Hebung bzw. hoch positives T in V_1 auf eine ST-Senkung bzw. T-Negativierung im Infarktgebiet rückschließen.

Schwierigste Differentialdiagnose

Hohes R bei rechtsventrikulärer Hypertrophie (s. Abb. 82). *Aber:* dort deszendierende ST-Strecke mit präterminal negativem T, nach rechts gedrehter Lagetyp!

Diagnostische Hilfen

Klinik! Labor. Isolierter posteriorer Infarkt selten.

Hohes R in V_1

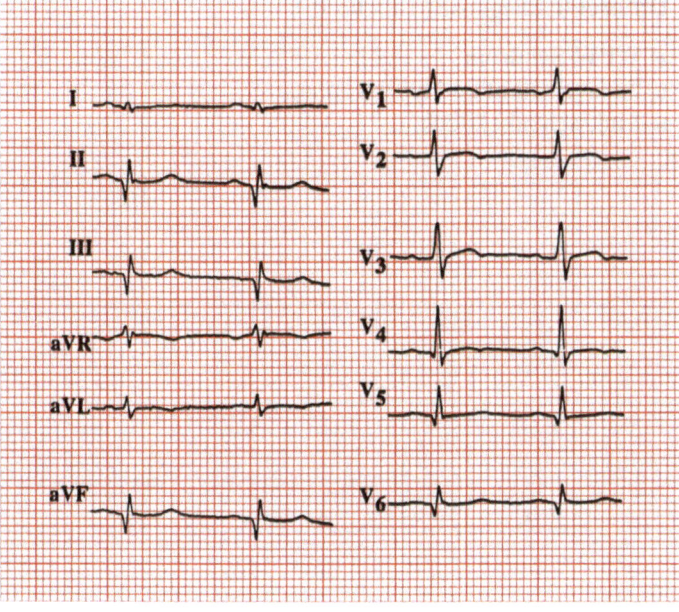

Abb. 84. Posteroinferiorer Infarkt. Auffällig hohe R-Zacke in V_1, pathologische Q-Zacken in II, III und aVF

2.5.2 Atypischer QRS-Komplex in V_6

Differentialdiagnose (Tabelle 15):
- WPW-Syndrom,
- linksventrikuläre Hypertrophie,
- Linksschenkelblock.

Tabelle 15. Atypischer QRS-Komplex in V_6 (und I)

Diagnose	Kennzeichen	QRS-Komplex
Linksschenkel-block	breiter ($>0{,}12\,s$), M-förmiger QRS-Komplex, P-sinistroatriale (häufig)	
Linksventrikuläre Hypertrophie	hohes R in V_6, deszendierende ST-Strecke, P-sinistroatriale (häufig)	
WPW-Syndrom	verbreiteter QRS-Komplex mit kurzer PQ-Zeit, Deltawelle, „Pseudo"-Linksschenkelblock	
Physiologisch	R-Zacke positiv QRS $\leq 0{,}10\,s$ T-Welle positiv	

- **Verbreiterter QRS-Komplex in V_6 bei WPW-Syndrom**

Definition

Vorzeitige Ventrikelerregung durch akzessorische Leitungsbahn.

Ätiologie

Angeboren.

EKG-Merkmale

Bei rechtsseitig gelegener Leitungsbahn und ausgeprägter Präexzitation kann ein linksschenkelblockförmiger Kammerkomplex in Ableitung V_6, I und aVL auftreten. Dabei verkürzte PQ-Zeit mit träge ansteigendem QRS-Komplex (Deltawelle).

Diagnostische Probleme

Bei intermittierendem WPW-Syndrom verbreiterte Kammerkomplexe im Wechsel mit schlanken QRS-Komplexen.

Schwierigste Differentialdiagnose

Linksschenkelblock (s. Abb. 87). *Aber:* dort normale PQ-Zeit ohne Deltawelle.

Diagnostische Hilfe

Anamnestisch Herzrhythmusstörungen.

Atypischer QRS-Komplex in V_6

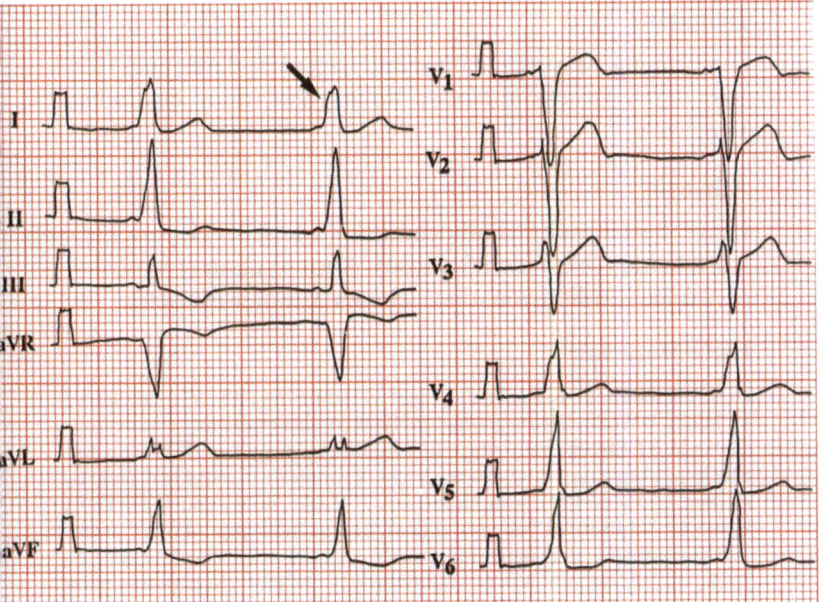

Abb. 85. Pseudolinksschenkelblock bei WPW-Syndrom. Durch vorzeitige Ventrikelerregung über die akzessorische Leitungsbahn linksschenkelblockähnlicher QRS-Komplex in I *(Pfeil)* sowie V_4–V_6. Extrem kurze PQ-Zeit (60 ms) bei maximaler Präexzitation

- **Linksventrikuläre Hypertrophie**

Definition

Umformung, Massenzunahme und Lageveränderung des Herzens durch Druck- und/oder Volumenbelastung des linken Ventrikels.

Ätiologie

Lange bestehender Bluthochdruck (arterielle Hypertonie), Aortenvitien (besonders Stenose), Aortenisthmusstenose, hypertrophe Kardiomyopathie, seltener Mitralinsuffizienz.

EKG-Merkmale

Hohe bis sehr hohe R-Zacke in V_5 und V_6 (sowie in I und aVL), mit initial oft hoher T-Welle, bei ausgeprägter Hypertrophie typischerweise deszendierende ST-Streckensenkung mit präterminal negativer T-Welle. Am häufigsten Linkstyp, QRS-Dauer leicht verbreitert (0,1−0,11 s). Tiefe S-Zacken in V_1 und V_2. Amplitude aus R-Zacke in V_5 und S-Zacke in $V_1 > 3{,}5$ mV (positiver Sokolow-Index), bei Jugendlichen $> 4{,}5$ mV. Nicht selten zögerliche R-Progression von $V_1 - V_4$ bei noch zunehmender S-Zacke (Fehldiagnose Vorderwandinfarkt!). Häufig gleichzeitig linksatriale Hypertrophie (P-sinistroatriale).

Diagnostische Probleme

Vorsicht bei Interpretation des Belastungs-EKGs wegen der schon in Ruhe bestehenden Endstreckenveränderungen.

Schwierigste Differentialdiagnose

Inkompletter Linksschenkelblock (s. Abb. 88). *Aber:* dort Sokolow-Index negativ.

Kommentar

Fehlende Hypertrophiezeichen im EKG schließen eine Wandhypertrophie des linken Ventrikels nicht aus. Echokardiographie wesentlich sensitiver!

Hohes R in V_6

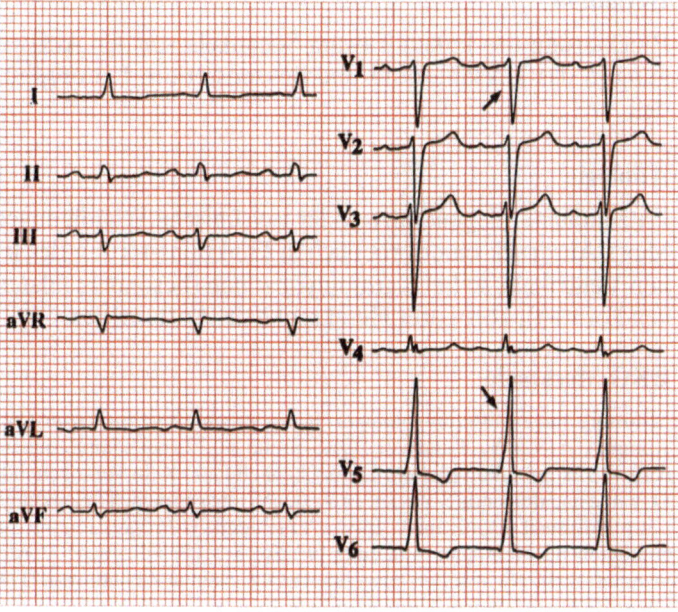

Abb. 86. Linksventrikuläre Hypertrophie bei lange bestehendem arteriellen Hypertonus. Hohe R-Amplitude in V_5 *(Pfeile)*, tiefe S-Zacke in V_1 (positiver Sokolow-Index). Nur zögerliche R-Progression in V_1–V_4, die nicht als Zeichen eines abgelaufenen Vorderwandinfarkts gewertet werden darf

- **Linksschenkelblock**

Definition

Blockierung des linken Tawara-Schenkels vor der Aufzweigung in das linksanteriore und linksposteriore Leitungsbündel.

Ätiologie

Entzündliche, degenerative oder ischämische Schädigungen. Meist Ausdruck einer erheblichen Funktionsstörung des linken Ventrikels, so bei Kardiomyopathien (besonders dilatativen Formen), koronarer Herzkrankheit, Aortenvitien.

EKG-Merkmale

M-förmig aufgesplitterter, plumper, häufig erheblich verbreiterter QRS-Komplex in (V_5), V_6, I und aVL. QRS-Breite >0,12 s bei komplettem und 0,10–0,12 s bei inkomplettem Linksschenkelblock. Kein vorangehendes Q, keine nachfolgende S-Zacke. In V_6, I, aVL ausgeprägte ST-Senkungen mit präterminal negativem T. In $V_1 - V_4$ fehlende R-Progression mit ausgeprägten ST-Hebungen und spitz positivem T (Fehldiagnose Vorderwandinfarkt!). Nicht selten ausgeprägte Q-Zacken in Ableitungen II, III oder aVF (Fehldiagnose Hinterwandinfarkt!).

Diagnostische Probleme

Infarktdiagnostik sehr schwierig (Infarkt und Linksschenkelblock s. S. 278). Vorsicht bei Interpretationen des Belastungs-EKG.

Schwierigste Differentialdiagnose

Linksventrikuläre Hypertrophie (s. Abb. 86). *Aber:* dort QRS-Komplex in V_6 weniger stark verbreitert, keine M-förmige Aufsplitterung, positiver Sokolow-Index.

Deformierter QRS-Komplex in V_6

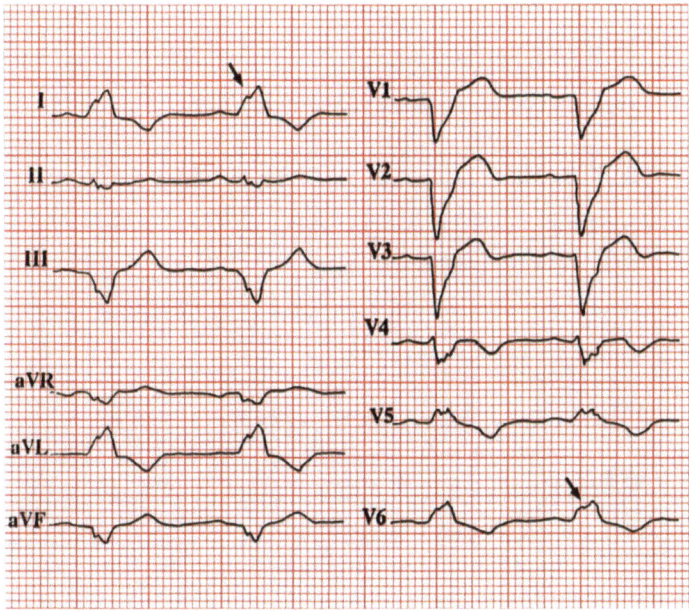

Abb. 87. Linksschenkelblock. Verbreiterter, M-förmiger QRS-Komplex in I und V_6 *(Pfeile)*. Typischerweise fehlende R-Progression von V_1–V_4. Diskordante Endstreckenveränderungen (ST-Hebungen in V_1–V_3, ST-Senkungen in V_4–V_6)

Deformierter QRS-Komplex in V_6

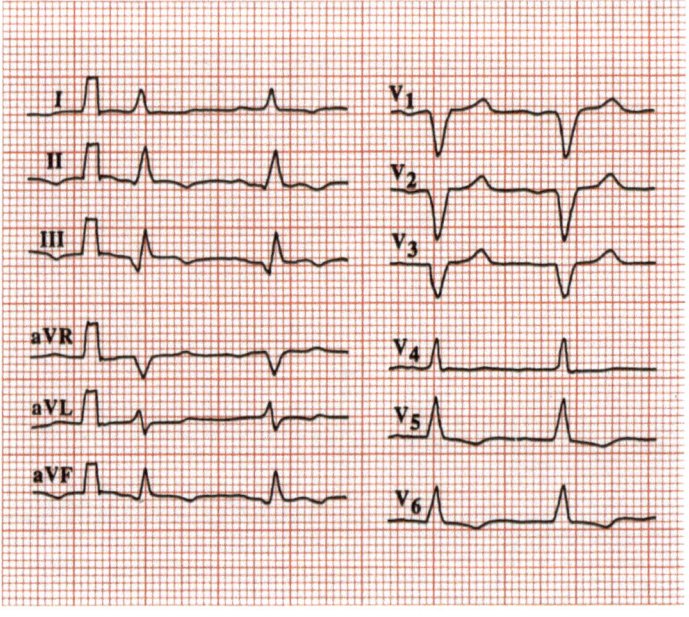

Abb. 88. Inkompletter Linksschenkelblock. QRS-Breite 110 ms

2.5.3 Fehlende oder zögerliche R-Progression in V_1-V_6

Differentialdiagnose:

- Vorderwandinfarkt (s. Myokardinfarkt S. 261),
- linksventrikuläre Hypertrophie (s. S. 200),
- Linksschenkelblock (s. S. 202),
- linksanteriorer Hemiblock (s. S. 212),
- Lungenemphysem,
- Pneumothorax,
- Dextrokardie/Situs inversus (s. Abb. 89).

- **Fehlende oder zögerliche R-Progression in den Brustwandableitungen (V_1-V_6)**

Physiologischerweise nimmt die Amplitude der R-Zacke von V_1 nach V_5 stetig zu. Dabei liegt V_5 über linksventrikulären Wandabschnitten mit der größten Muskelmasse, weshalb hier die R-Amplitude am höchsten ist. Bleibt der physiologische Amplitudenzuwachs von V_1 nach V_5 aus, spricht man von einer mangelnden R-Progression. Häufigste Ursache einer fehlenden R-Progression ist ein abgelaufener Vorderwandinfarkt (R-Verlust).

Beim Linksschenkelblock tritt typischerweise keine R-Progression in den Ableitungen V_1-V_4 auf. In V_5 und V_6 finden sich plumpe, breite, M-förmige QRS-Komplexe. Dies darf im Zusammenhang mit dem überhöhten ST-Abgang in V_1-V_4 nicht zur Fehldiagnose Vorderwandinfarkt führen.

Auch beim linksanterioren Hemiblock, erkenntlich an der hohen R-Amplitude in I und tiefen S-Zacken in II und III kann eine zögerliche R-Progression in den Brustwandableitungen vorliegen. Bei der linksventrikulären Hypertrophie kommt es nach zögerlichem Anstieg der R-Amplituden in V_1-V_4 abrupt zu sehr hohen R-Amplituden in V_5 und V_6. Bei Patienten mit Lungenemphysem können die veränderten Ableitbedingungen in den Brustwandableitungen ebenfalls eine eingeschränkte R-Progression bedingen. Durch die Verdrängung des Herzens bei ausgeprägtem Pneumothorax bzw. durch die veränderte anatomische Lage des Herzens bei Dextrokardie bzw. Situs inversus ist die normale R-Progression in V_1-V_5 aufgehoben. Durch spiegelbildliche Anlage der Brustwandelektroden beim Situs inversus läßt sich ein „normales" EKG ableiten.

Fehlende R-Progression V_1-V_6

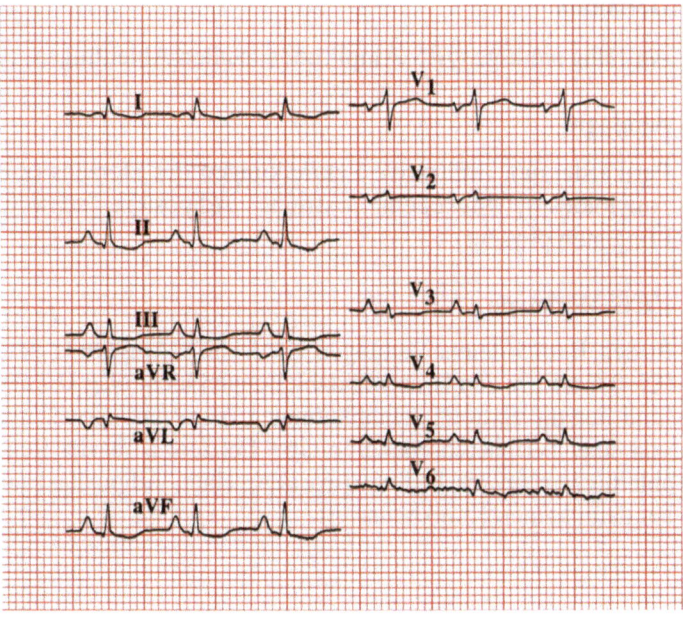

Abb. 89. Situs inversus. Fehlende R-Progression in V_1-V_6 (mögliche Fehldiagnose Vorderwandinfarkt!). Negative P-Welle in I ist ebenfalls typisch für Situs inversus (Umkehr der Erregungsfront!)

2.5.4 Niedervoltage (Niederspannung)

Definition

Auffällig niedrige QRS-Amplituden in allen Ableitungen.

Ätiologie

Perikarderguß, infiltrative Erkrankungen des Herzens (z.B. Amyloidose), Myxödem, extreme Adipositas, schweres Lungenemphysem.

EKG-Merkmale

In den Extremitätenableitungen ist die R/S-Amplitude unter 0,5–0,6 mV, in den Brustwandableitungen nicht über 0,7 mV. Sind nur die Extremitätenableitungen betroffen, spricht man von einer peripheren Niedervoltage. Letztere ist in der Regel ableitungstechnisch bedingt (trockene Haut, Adipositas) und hat dann keinen Krankheitswert.

Auffällig niedrige R-Amplitude

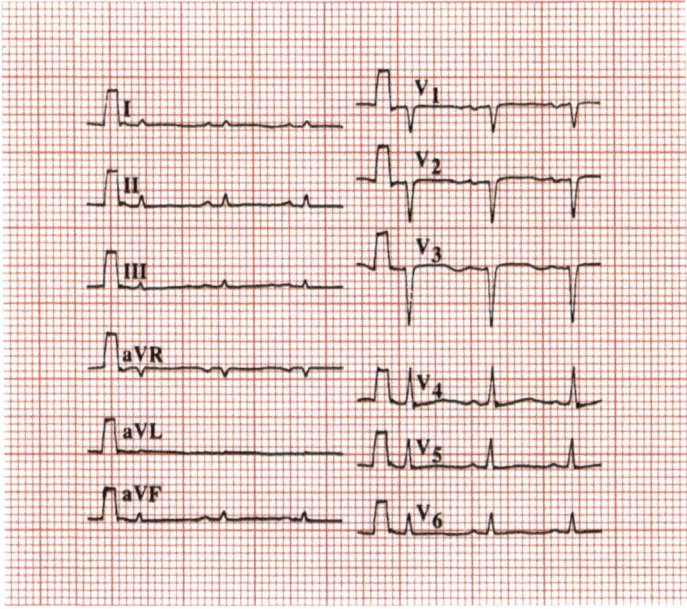

Abb. 90. Periphere Niedervoltage. Abnorm kleine QRS-Amplituden in den Extremitäten bei Adipositas permagna. Nebenbefundlich fehlende R-Progression bis V_3 bei Zustand nach Vorderwandinfarkt

2.6 S-Zacken

Differentialdiagnose:

- Tiefes S in II und III bei linksanteriorem Hemiblock,
- tiefes S in I und II bei linksposteriorem Hemiblock (selten s. S. 12),
- tiefes S in I bei Rechtsschenkelblock (s. S. 184),
- tiefes S in I bei Lungenembolie ($S_I Q_{III}$-Typ) (s. S. 280).

- **Tiefe S-Zacke in II und III bei linksanteriorem Hemiblock**

Definition

Blockierung des linksanterioren Leitungsbündels des linken Tawara-Schenkels.

Ätiologie

Nicht selten im Alter, bei koronarer Herzerkrankung, bei arterieller Hypertonie.

EKG-Merkmale

Überdrehter Linkstyp. Hohes R in I und aVL mit tiefer S-Zacke in II und III, wobei die S-Zacke in III tiefer als in II ist. QRS-Breite meist um 0,11 s. Nicht selten zögerliche R-Progression in den Brustwandableitungen (Fehldiagnose Vorderwandinfarkt).

Diagnostische Probleme

Ein abgelaufener Hinterwandinfarkt mit Potentialverlust in II und III muß bei Diagnose eines linksanterioren Hemiblockes ausgeschlossen werden.

Schwierigste Differentialdiagnose

Linksherzhypertrophie (s. S. 200).

Kommentar

Kombination mit Rechtsschenkelblock häufigste Form des sog. „bifaszikulären Blockes" (gemeinsame Blutversorgung). Ein drohender trifaszikulärer Block macht sich durch eine zusätzliche PQ-Verlängerung (AV-Block I. Grades) bemerkbar.

S-Zacken

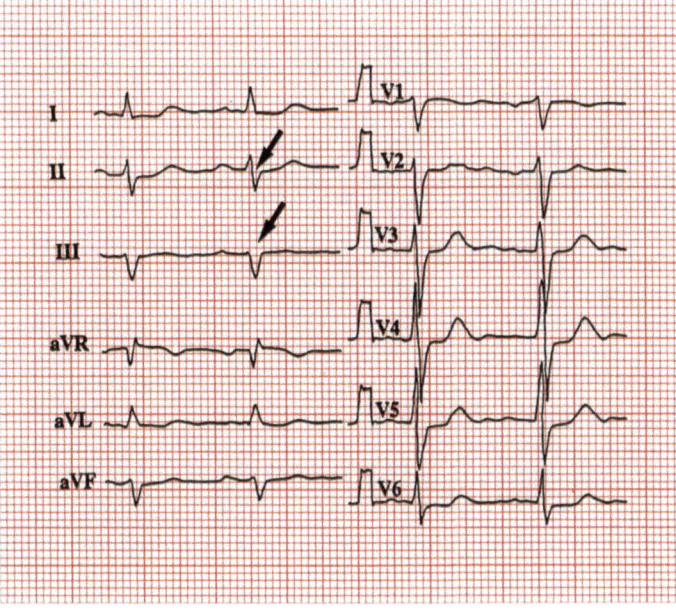

Abb. 91. Linksanteriorer Hemiblock. Typisch hohes R in I mit tiefen S-Zacken in II und III *(Pfeile)*. Nebenbefundlich leichte ST-Senkungen in V_4–V_6. Patient mit langjähriger arterieller Hypertonie

2.7 ST-Streckenveränderungen

Tabelle 16. ST-Streckenveränderungen

	Konvex		Konkav	
ST-Hebung	• akuter Myokardinfarkt • chronischer Myokardinfarkt (Aneurysma)		• Perikarditis • frühzeitige Repolarisation (Jugendliche)	
	Aszendierend	Horizontal	Deszendierend	Muldenförmig
ST-Senkung	• physiologisch (unter Belastung) • Ischämie	• Ischämie • Innenschichtinfarkt	• Ischämie • Hypertrophie • Schenkelblock • WPW-Syndrom	• Digitalis

2.7.1 ST-Streckenhebungen

Differentialdiagnose:

- Akuter Myokardinfarkt; chronisch: Aneurysma,
- Prinzmetal-Angina,
- Perikarditis,
- frühzeitige Repolarisation.

ST-Hebung

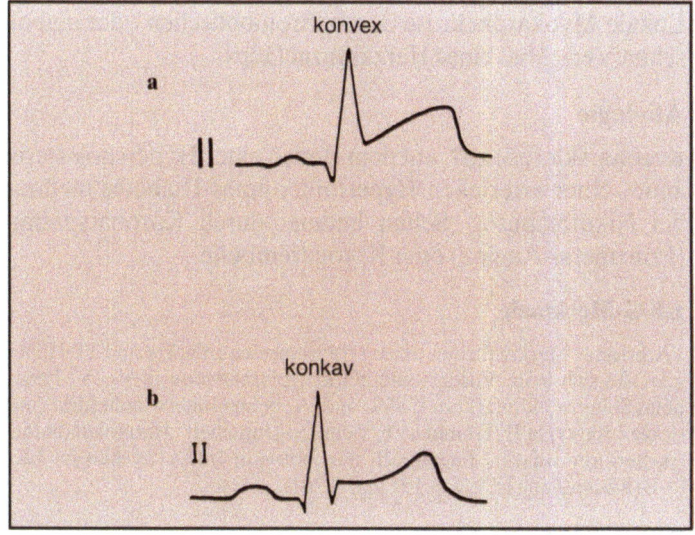

Abb. 92 a, b. ST-Hebungen. **a** Infarkt. ST-Hebung vom *absteigenden* Schenkel der R-Zacke. **b** Perikarditis. ST-Hebung vom *aufsteigenden* Schenkel der S-Zacke

Akuter Myokardinfarkt

Definition

Lokale Myokardnekrose durch thrombotischen oder embolischen Verschluß eines Herzkranzgefäßes.

Ätiologie

Koronarsklerose z.B. auf dem Boden einer Hypercholesterinämie, einer arteriellen Hypertonie, eines Diabetes mellitus, bei Nikotinabusus. Selten bedingt durch Koronarspasmus (Prinzmetal-Angina) oder Koronarembolie.

EKG-Merkmale

Wichtigstes Merkmal eines *akuten* transmuralen Infarkts sind ST-Hebungen, die sich beim Vorderwandinfarkt typischerweise in V_2-V_5 finden, beim Seitenwandinfarkt in I, aVL und V_6, beim Hinterwandinfarkt (inferiorer Infarkt) in II, III und aVF. Beim „eigentlichen" Hinterwandinfarkt (posteriorer Infarkt) finden sich nur indirekte Infarktzeichen im EKG (z.B. ST-Senkung in V_1 s. S. 194 und S. 264).

Diagnostische Probleme

Klinische Infarktzeichen ohne eindeutige elektrokardiographische Veränderungen. Dieses Problem kann sich insbesondere bei Verschluß des R. circumflexus stellen, der die linksventrikuläre Seitenwand bzw. posteriore Wandabschnitte versorgt.

Schwierigste Differentialdiagnose

ST-Hebungen bei Perikarditis (s. Abb. 95). *Aber:* Die ST-Hebungen sind hier eher konkavförmig, oft aus einer erhaltenen S-Zacke hervorgehend. Entsprechende Veränderungen finden sich in verschiedenen Ableitungen ohne infarkttypisches Lokalisationsmuster.

Diagnostische Hilfen

Klinik, Herzenzyme, EKG-Kontrollen in kurzfristigen Intervallen.

ST-Hebung

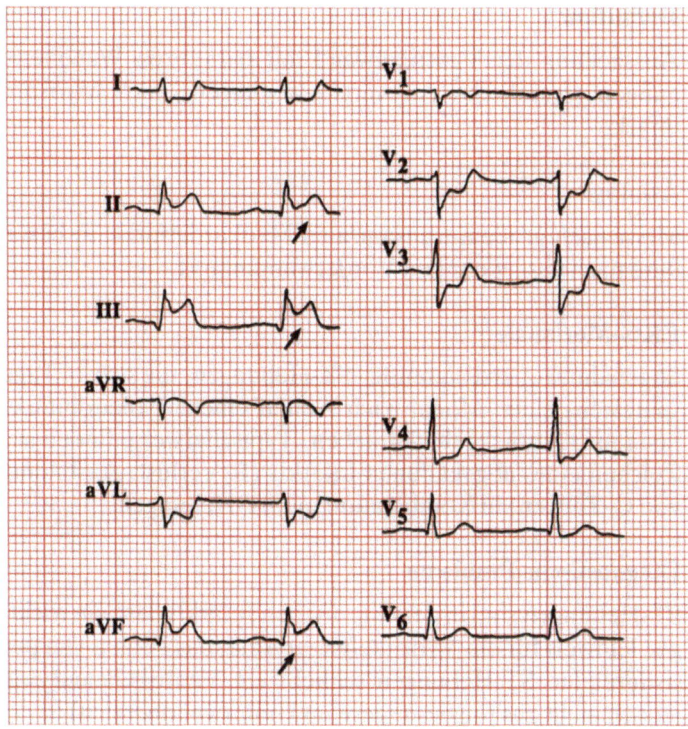

Abb. 93. Akuter Hinterwandinfarkt mit ausgeprägten ST-Hebungen in II, III und aVF *(Pfeile)*. Spiegelbildliche ST-Senkungen in I, aVL sowie V_2–V_4

- **Ventrikelaneurysma**

Definition
Aussackung der Ventrikelwand mit paradoxen Wandbewegungen (systolische Auswärtsbewegungen) nach Myokardinfarkt.

Ätiologie
Meist nach großem transmuralen Myokardinfarkt, insbesondere nach ausgedehntem Vorderwandinfarkt.

EKG-Merkmale
Sogenannte „persistierende" ST-Hebungen, die sich 14 Tage, spätestens einen Monat nach Ablauf eines Myokardinfarkts noch nicht zurückgebildet haben. Typischerweise finden sich Zeichen eines abgelaufenen Infarkts (R-Verlust, Ausbildung von Q-Zacken) in Kombination mit ST-Hebungen.

Diagnostische Probleme
ST-Hebungen sind in der chronischen Infarktphase ein wichtiger Hinweis für ein Ventrikelaneurysma, das Fehlen von persistierenden ST-Hebungen schließt ein Ventrikelaneurysma jedoch nicht aus (insbesondere im Hinterwandbereich).

Schwierigste Differentialdiagnose
Akuter Myokardinfarkt! *Aber:* Initial fehlen dort Nekrosezeichen (Q-Zacken). Klinik!

Diagnostische Hilfen
Echokardiographie.

ST-Hebung

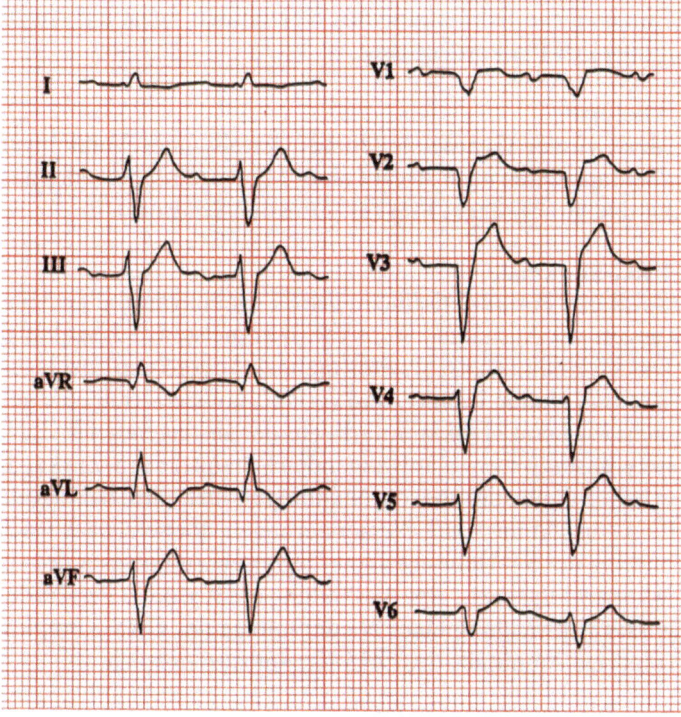

Abb. 94. Vorderwandaneurysma. R-Verlust bzw. fehlende R-Progression in V_1–V_6 mit persistierenden ST-Hebungen von V_2–V_5

• **Akute Perikarditis**

Definition
Entzündliche Erkrankung des Herzbeutels meist mit Ausbildung eines Perikardergusses.

Ätiologie
Meist viraler Genese, selten bei Autoimmunerkrankungen; ebenfalls selten nach Ablauf eines Myokardinfarkts oder nach kardiochirurgischem Eingriff (Dressler-Syndrom).

EKG-Merkmale
Bei akuter Perikarditis finden sich ST-Hebungen in allen Ableitungen mit Ausnahme von aVR (hier meistens ST-Senkung). Die ST-Hebung beträgt selten mehr als 4 oder 5 mm (im Gegensatz zum akuten Infarkt) und verläuft konkavförmig. Sie geht nicht wie beim Myokardinfarkt aus der absteigenden R-Zacke hervor, sondern vom aufsteigenden Schenkel der S-Zacke, die erhalten bleibt und über die Nullinie gehoben wird. In Folgestadien Ausbildung von T-Negativierungen, aber erst nach Rückbildung der ST-Hebungen (im Gegensatz zu Folgestadien des Myokardinfarktes). Bei Ausbildung eines großen Perikardergusses Entwicklung einer Niedervoltage der QRS-Komplexe (niedrige Amplitude des QRS-Komplexes) möglich.

Schwierigste Differentialdiagnose
Frühzeitige Repolarisation bei Jugendlichen (s. Abb. 96), hierbei EKG-Veränderungen ähnlich, aber nicht so ausgeprägt.

ST-Hebung

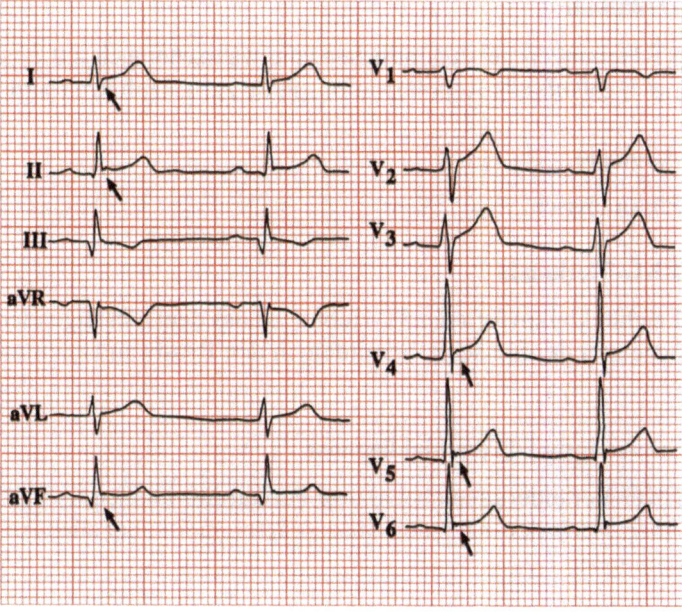

Abb. 95. Perikarditis. Konkavförmige ST-Hebung in I, II, aVF sowie in den Brustwandableitungen *(Pfeile).* Angedeutete ST-Senkung in aVR

- **Frühzeitige Repolarisation**

Definition

ST-Hebungen bei Jugendlichen, die wahrscheinlich auf eine rasch ablaufende Repolarisationsphase zurückzuführen sind.

Ätiologie

Physiologisch.

EKG-Merkmale

Leichte konkavförmige ST-Hebungen aus dem aufsteigenden Schenkel der S-Zacke, besonders in den Brustwandableitungen.

Schwierigste Differentialdiagnose

EKG-Veränderungen bei akuter Perikarditis ähnlich.
Aber: Veränderungen dort ausgeprägter, meist über allen Ableitungen.

Diagnostische Hilfen

Klinik! Jugendliches Alter.

ST-Hebung

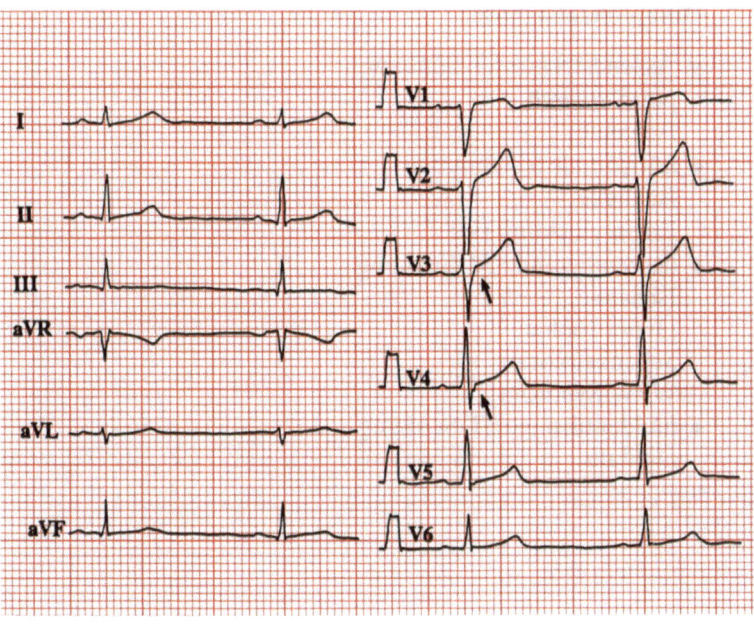

Abb. 96. Frühzeitige Repolarisation bei Jugendlichen. Angedeutete ST-Hebung in V_3 und V_4 (Pfeile). Steiltyp

2.7.2 ST-Streckensenkungen

Differentialdiagnose:

- Aszendierende ST-Senkung
  physiologisch,
  Ischämie;
- horizontale ST-Senkung
  Ischämie,
  Innenschichtinfarkt;
- deszendierende ST-Senkung
  Ischämie,
  Hypertrophie,
  Schenkelblock,
  WPW-Syndrom;
- muldenförmige ST-Senkung
  Digitalis.

ST-Senkung

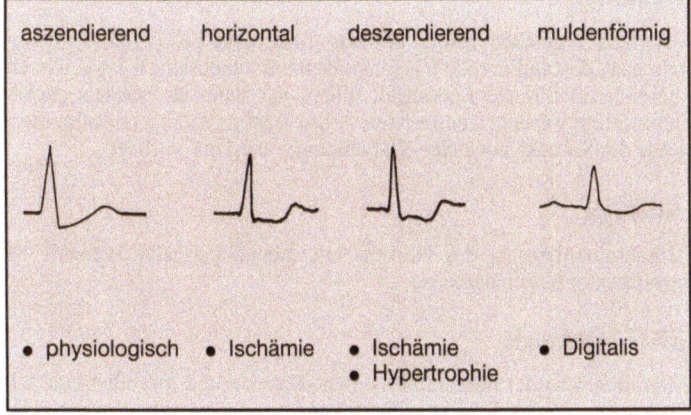

Abb. 97. ST-Senkung (Beispiele)

• ST-Streckensenkung als Ischämiezeichen

Definition

Als Ischämiezeichen, insbesondere im Belastungs-EKG, gelten horizontale bzw. deszendierende ST-Senkungen um mindestens 0,1 mV. Aszendierende ST-Streckensenkungen sollten nur dann als Ischämiezeichen interpretiert werden, wenn ein sehr träger Anstieg vorliegt und 80 ms nach Ende der S-Zacke noch eine ST-Senkung von 0,1 mV vorliegt.

Ätiologie

Minderdurchblutung des Herzens mit subendokardialer Ischämie bei signifikanter Koronarstenose.

EKG-Merkmale

Man unterscheidet horizontale, deszendierende und aszendierende ST-Senkungen. Aszendierende ST-Senkungen können physiologisch sein, etwa bei Sinustachykardie oder bei supraventrikulären Tachykardien.

Diagnostische Probleme

Bei schon in Ruhe bestehenden ST-Senkungen können ST-Streckenveränderungen im Belastungs-EKG nur schwierig gedeutet werden. Auch müssen Medikamenteneinflüsse (besonders Digitalis, Diuretika, Antiarrhythmika) ausgeschlossen werden.

Schwierigste Differentialdiagnose

Deszendierende ST-Streckensenkung besonders bei Linksherzhypertrophie. *Aber:* dort schon in Ruhe bestehende Endstreckenveränderungen, außerdem Hypertrophiezeichen des QRS-Komplexes (Sokolow-Index!).

Kommentar

Bei Frauen nicht selten ST-Senkungen im Belastungs-EKG bei unauffälligen Koronararterien (falsch-positives Belastungs-EKG, Ursache unklar). Ein unauffälliges Belastungs-EKG schließt eine koronare Herzerkrankung nicht aus.

ST-Senkung

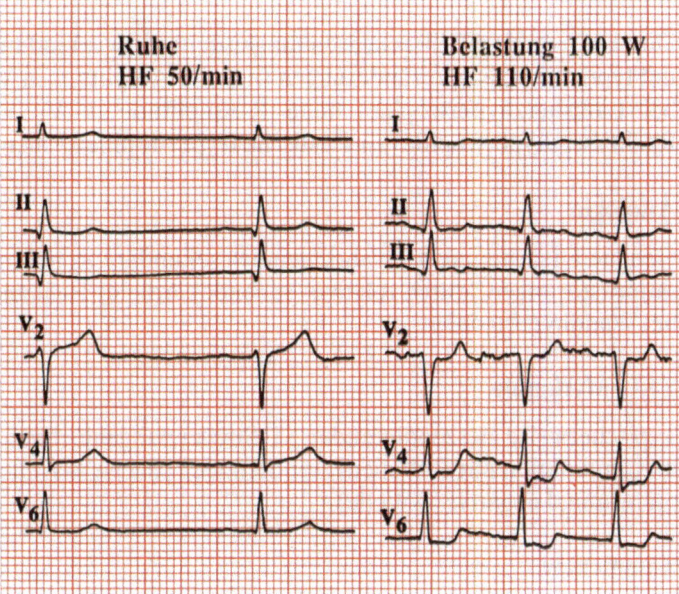

Abb. 98. Pathologisches Belastungs-EKG bei koronarer Herzerkrankung. Unter Belastung *(rechts)* Auftreten von deszendierenden ST-Streckensenkungen in V_4 und V_6

- **ST-Streckensenkung als Hypertrophiezeichen**

Definition

Deszendierende ST-Streckensenkungen gelten in Verbindung mit typischen QRS-Veränderungen (hohe R-Amplitude in V_6 bei Linksherzhypertrophie; hohe R-Amplitude in V_1 bei Rechtsherzhypertrophie) als klassische Hypertrophiezeichen.

Ätiologie

Genaue Ursache unklar, wahrscheinlich sekundäre Repolarisationsstörungen, durch relative (subendokardiale) Ischämie bei Wandhypertrophie.

EKG-Merkmale

Typischerweise deszendierender ST-Streckenabgang, häufig in Kombination mit T-Wellenveränderungen (flache T-Welle, präterminal negative T-Welle).

Kommentar

Deszendierende ST-Streckensenkungen sind nicht spezifisch für Links- oder Rechtsherzhypertrophie, sondern kommen auch bei Ischämie (s. S. 228) oder als sekundäre Repolarisationsstörungen bei abnormer Depolarisation (Schenkelblock, WPW-Syndrom) vor. ST-Streckenveränderungen sollten also im Zusammenhang mit Veränderungen des PQ-Intervalles, der QRS-Morphologie und der T-Welle gesehen werden.

ST-Senkung

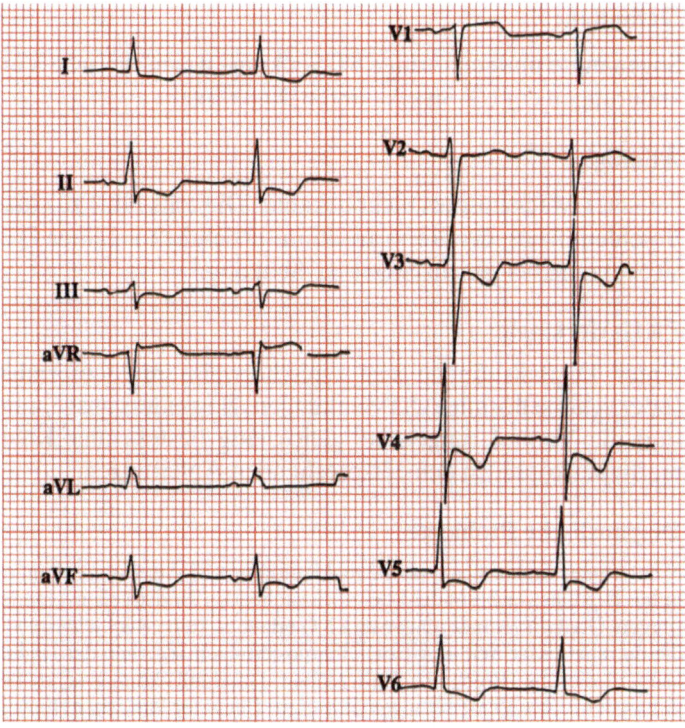

Abb. 99. Deszendierende ST-Senkungen bei langjähriger arterieller Hypertonie

ST-Streckensenkung unter Digitalis

Definition

Sogenannte muldenförmige ST-Senkungen sind typische Veränderungen der ST-Strecke unter Digitalisgabe.

Ätiologie

Genauer Mechanismus nicht bekannt. Digitalis führt zu einer Beschleunigung der Repolarisation, ersichtlich an einer QT-Verkürzung bei gleichzeitiger ST-Senkung.

EKG-Merkmale

Unter Digitalis finden sich typischerweise muldenförmige (oder schüsselförmige) ST-Senkungen. Besonders ausgeprägt sind die Veränderungen bei gleichzeitig bestehender Kammerhypertrophie in den entsprechenden Ableitungen.

Diagnostische Probleme

Nicht immer finden sich typische muldenförmige ST-Streckensenkungen unter Digitalis, insbesondere bei vorbestehenden Endstreckenveränderungen. Digitalisveränderungen im EKG erlauben keine Rückschlüsse auf die therapeutische Wirkung bzw. Überdosierungen. Zeichen der Digitalisüberdosierung (Brechreiz, Farbensehen, Durchfall) können schon bei minimalen EKG-Veränderungen auftreten. Ein guter klinischer Hinweis für eine ausreichende Digitaliswirkung ergibt sich aus der Frequenzverlangsamung durch zunehmende Blockierung der AV-Überleitung bei Vorhofflimmern.

Vor Durchführung eines Belastung-EKG sollten Digitalispräparate möglichst abgesetzt werden (falsch-positive Untersuchungen).

Kommentar

Weitere Digitaliswirkungen: bei Sinusrhythmus Verlängerung der PQ-Zeit, Sinusbradykardie. Unter Überdosierung: AV-Block, atriale Tachykardien mit AV-Block, ventrikuläre Extrasystolie, (Bigeminus) bis hin zu lebensgefährlichen ventrikulären Tachyarrhythmien.

ST-Senkung

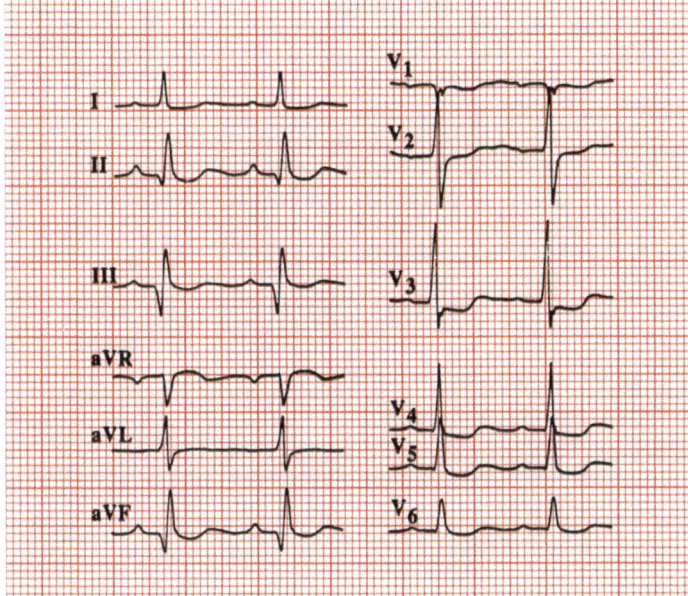

Abb. 100. Muldenförmige ST-Senkung unter Digitalis, gut erkennbar in Ableitung II, aVF, V_5 und V_6. Q-Zacken in II, III und aVF als Zeichen eines abgelaufenen Hinterwandinfarkts

2.8 T-Wellenmorphologie

Die Höhe und Breite der T-Welle kann physiologischerweise sehr schwanken. Bezüglich ihrer Polarität kann als Faustregel gelten, daß die T-Welle in den Ableitungen positiv ist, in denen ein positiver QRS-Komplex vorliegt (Konkordanz zum QRS-Komplex). Daraus folgt, daß die T-Welle in Ableitung aVR und V_1 negativ ist, der Ausrichtung des QRS-Komplexes in diesen Ableitungen entsprechend. Daraus folgt auch, daß lagebedingte QRS-Negativierungen (z.B. in Ableitung III beim Linkstyp) meist mit gleichgerichteten Veränderungen der T-Welle einhergehen. Auch in Ableitung V_2 (V_3) kann die T-Welle physiologischerweise (bei Jugendlichen) noch negativ sein.

Weiterhin gilt, daß bei abnormer Depolarisation (z.B. QRS-Veränderungen bei Schenkelblock oder QRS-Veränderungen bei WPW-Syndrom) sekundär immer mit Veränderungen der Repolarisation (T-Negativierung) zu rechnen ist. Negative T-Wellen in I, II, aVF sowie V_4-V_6 sind immer pathologisch. Die Unterscheidung zwischen symmetrisch negativer T-Welle (koronares T) und asymmetrisch negativem T (biphasischem T) ist dabei differentialdiagnostisch besonders wichtig.

Tabelle 17. T-Wellen-Morphologie

	Spitz	Breit
Hohe T-Welle	Vagotonus Volumenhypertrophie Hyperkaliämie („Kirchturm"-T-Welle)	akuter Myokardinfarkt („Erstickungs"-T)
Abgeflachte T-Welle	Hypokaliämie Ischämie Hypertrophie	
	Symmetrisch	Asymmetrisch (biphasisch)
Negative T-Welle	Ischämie (terminal negatives T, „koronares" T) Zustand nach Myokarditis/ Perikarditis Lungenembolie (negatives T in III, V_{1-4}) zerebrovaskuläre Blutungen nach Tachykardien nach Schrittmacheraktivität Kardiomyopathien (hypertrophe Formen)	Hypertrophie (präterminal negatives T) Schenkelblock WPW-Syndrom

2.8.1 Hohe T-Wellen

Differentialdiagnose:

- Vagotonus,
- Volumenbelastung,
- Hyperkaliämie,
- akuter Myokardinfarkt.

- **Hohes T bei Vagotonus**

Definition

Auffallend hohe T-Welle (>⅔ des QRS-Komplexes) in Verbindung mit sonstigen Zeichen der Vaguswirkung im EKG.

Ätiologie

Unklar. Meist bei ausgeprägter Bradykardie und somit ausgeprägter diastolischer Ventrikelfüllung. Möglicherweise ähnlicher Mechanismus wie bei Volumenbelastung und hoher T-Welle anderer Ursache, z.B. bei Aorteninsuffizienz.

EKG-Merkmale

Hohe T-Wellen besonders in den Brustwandableitungen V_2-V_4. Häufig Bradykardie. Nicht selten kombiniert mit leicht erhöhtem ST-Abgang (s. frühzeitige Repolarisation bei Jugendlichen).

Diagnostische Hilfen

Jugendliches Alter. EKG-Normalisierung unter Belastung.

Hohes T

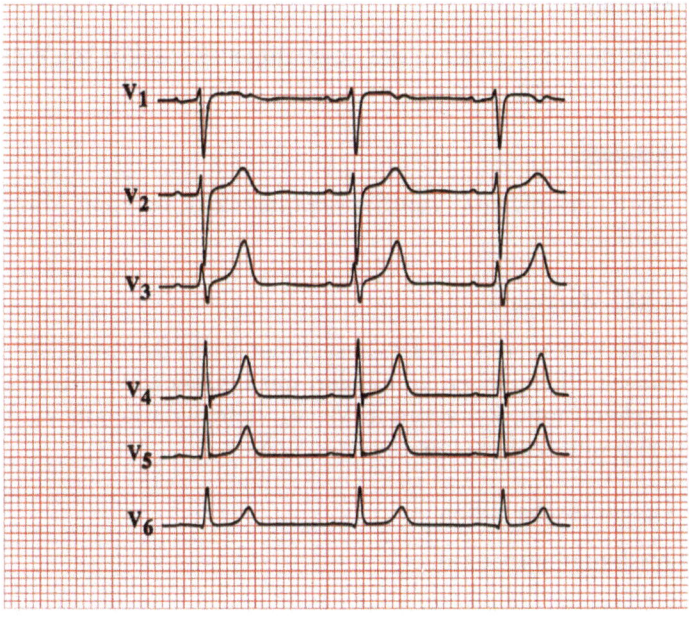

Abb. 101. Hohes T in V_3 und V_4 bei Vagotonus. Dargestellt sind nur die Brustwandableitungen. Jugendlicher. Herzfrequenz 60/min

- **Hohes T bei Volumenbelastung**

Definition

Überhöhtes T (über ⅔ der zugehörigen R-Zacke) bei Volumenbelastung.

Ätiologie

Aorteninsuffizienz, Ventrikelseptumdefekt, seltener: Mitralinsuffizienz.

EKG-Merkmale

Hohe T-Wellen besonders ausgeprägt in den Brustwandableitungen. Nicht selten kombiniert mit Linksherzhypertrophiezeichen (hohe R-Zacken in V_5, V_6, tiefe S-Zacken in V_1, V_2 mit positivem Sokolow-Index, s. S. 200).

Diagnostische Hilfen

Auskultationsbefund.

Kommentar

Das EKG bei Aorteninsuffizienz geringen bis mittleren Schweregrades kann unauffällig sein. In fortgeschrittenen Fällen finden sich in der Mehrzahl ausgeprägte Linksherzhypertrophiezeichen, in Spätstadien häufig mit deszendierenden ST-Streckensenkungen.

Hohes T

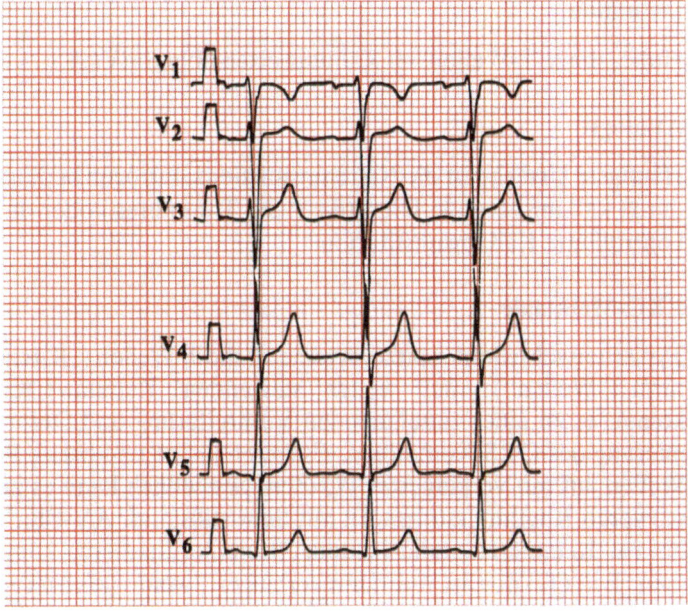

Abb. 102. Aorteninsuffizienz. Hohe T-Wellen, besonders ausgeprägt in V_4. Hohe R-Amplituden mit tiefen S-Zacken (positiver Sokolow-Index) als Zeichen der linksventrikulären Hypertrophie

- **Hohes T bei Hyperkaliämie**

Definition

Hohe, spitze T-Wellen bei Kaliumwerten über 6 mVal/l.

Ätiologie

Häufigste Ursache ist die Niereninsuffizienz. Iatrogen bedingt durch kaliumsparende Diuretika (z.B. Triamteren) oder unkontrollierte Kaliumsubstitution.

EKG-Merkmale

Typischerweise hohe, spitze, symmetrische T-Wellen („Kirchturm-T-Wellen"); bei weiter steigenden Kaliumwerten kommt es zu einer zunehmenden Verbreiterung und Deformierung des QRS-Komplexes. Es treten kleine und breite P-Wellen auf mit verlängerter PQ-Zeit. Schließlich kann es zu schweren Rhythmusstörungen mit Sinusstillstand, AV-Block bis zur Kammerasystolie (seltener Kammerflimmern) kommen. Die QT-Zeit ist nur dann verlängert, wenn gleichzeitig eine Hypokalzämie vorliegt.

Differentialdiagnose

Hohe T-Wellen im akuten Infarktgeschehen (s. Abb. 104). *Aber:* dort breite, z.T. asymmetrische T-Wellen.

Diagnostische Hilfen

Anamnese (Nierenerkrankung), Medikamentenanamnese, Laborwerte.

Hohes T

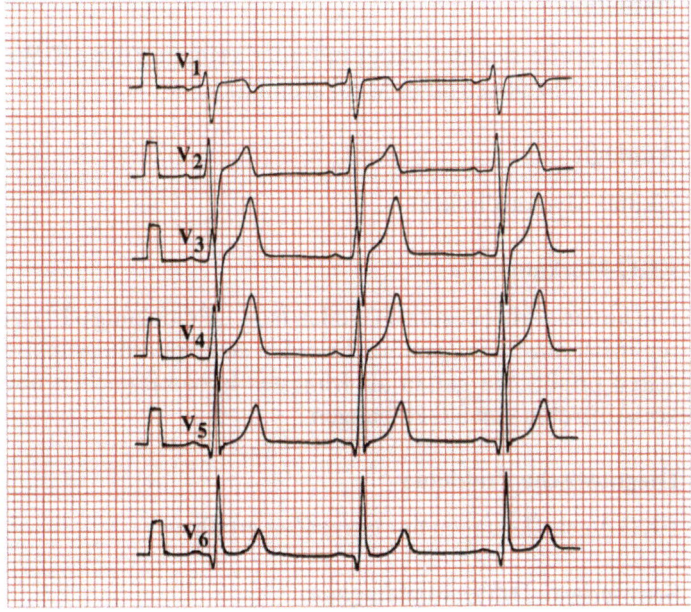

Abb. 103. Hyperkaliämie. Hohe, spitze T-Wellen (Kirchturm-T-Wellen) bei einem Kaliumwert von 6,2 mVal/l. Abgebildet sind nur die Brustwandableitungen

- **Hohes T bei akutem Myokardinfarkt**

Definition

Hohe, breite symmetrische, mitunter asymmetrische T-Wellen als Frühzeichen eines Myokardinfarkts.

Ätiologie

Akuter Myokardinfarkt.

EKG-Merkmale

Die hohen verbreiterten T-Wellen (sog. „Erstickungs-T") treten meist nur flüchtig auf und werden elektrokardiographisch selten erfaßt. Sie gelten als frühestes Ischämiezeichen noch vor Auftreten von ST-Hebungen.

Diagnostische Probleme

EKG-Veränderungen nur kurze Zeit erfaßbar.

Schwierigste Differentialdiagnose

T-Wellen-Erhöhungen anderer Genese. Bei Hyperkaliämie sind die T-Wellen schmalbasiger und spitzer (s. Abb. 103).

Diagnostische Hilfen

Die T-Wellen-Veränderungen sind über dem Infarktbereich lokalisiert und nicht ubiquitär. Wichtig sind kurzfristige EKG-Kontrollen (Ausbildung von ST-Hebungen?). Klinik! Herzenzyme.

Hohe und breite T-Wellen

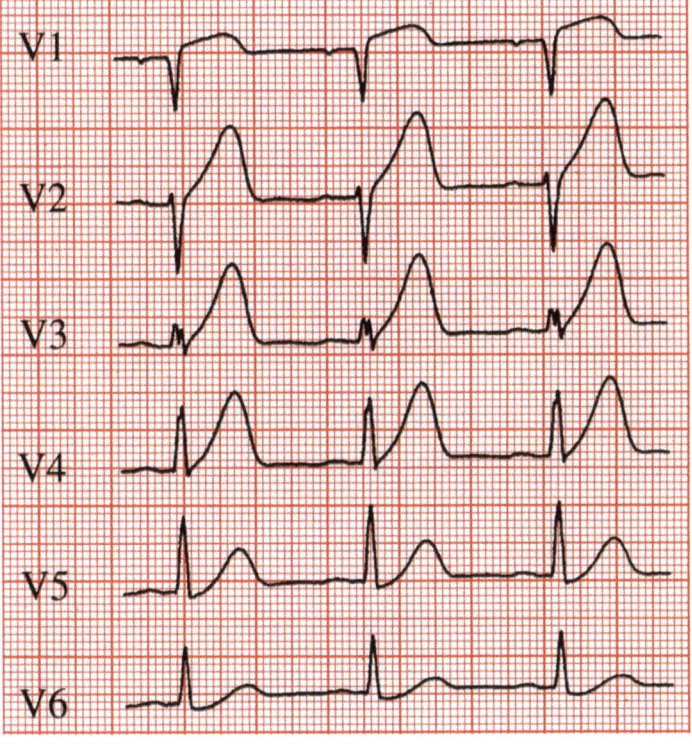

Abb. 104. Initialstadium eines Vorderwandinfarktes mit „Erstickungs-T" in V_2–V_4. Beginnende ST-Hebung in V_1. Auffällige Aufsplitterung des QRS-Komplexes in V_3

2.8.2 T-Negativierungen

Differentialdiagnose:

- Ischämie,
- Perimyokarditis,
- links- oder rechtsventrikuläre Hypertrophie,
- hypertrophe Kardiomyopathie,
- Schenkelblock,
- WPW-Syndrom,
- Lungenembolie,
- zerebrovaskuläre Hämorrhagien,
- nach Tachykardien,
- nach Schrittmacheraktivität.

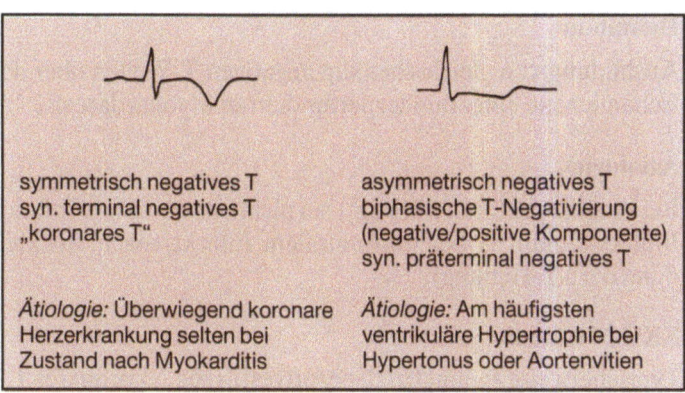

Abb. 105. T-Wellenmorphologie

- **Negatives T bei Ischämie**

Definition

Ausbildung von gleichschenklig negativen T-Wellen über der Ischämiezone eines minderperfundierten Myokardareals.

Ätiologie

Bei Angina pectoris (flüchtig); bei nichttransmuralem Infarkt; Infarktstadium II bei transmuralem Infarkt (nach Rückbildung der ST-Hebung).

EKG-Merkmale

Typischerweise symmetrisch negatives T (sog. „koronares T", syn. „terminal negatives T") bei Infarktgeschehen. T-Negativierungen lokalisiert über Infarktareal (z.B. isoliert in II, III und aVF bei nichttransmuralem Hinterwandinfarkt).

Diagnostische Probleme

Bei posteriorem Infarkt (s. auch Myokardinfarkt, Abb. 120) zeigt sich spiegelbildlich in V_1 eine positive hohe T-Welle.

Schwierigste Differentialdiagnose

Zustand nach Peri-/Myokarditis (s. Abb. 107). Auch hier zeigt sich im Zwischenstadium eine symmetrisch negative T-Welle. Hilfreich ist hier neben der Klinik der zeitliche Verlauf der T-Negativierung. Im Gegensatz zum Infarktgeschehen bilden sich bei Perikarditis T-Negativierungen erst nach vollständiger Rückbildung der ST-Hebungen aus.

Diagnostische Hilfen

Anamnese, Klinik.

Symmetrisch negatives T

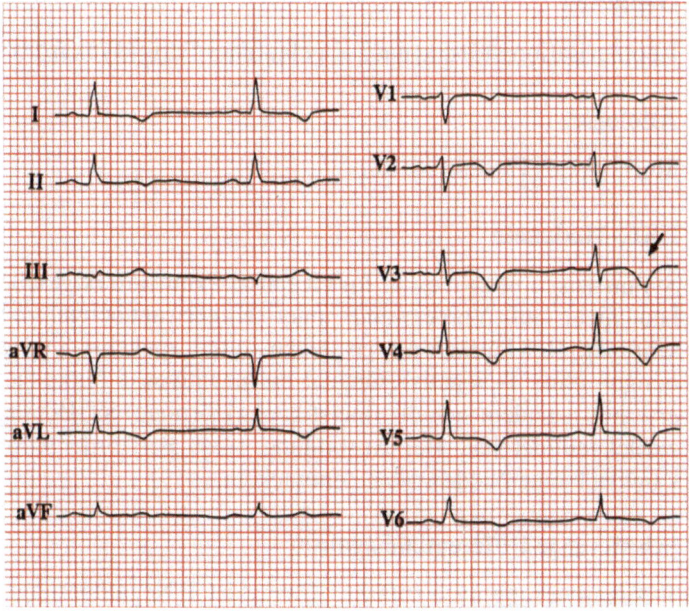

Abb. 106. Patient mit instabiler Angina pectoris bei hochgradiger proximaler Stenose des Ramus descendens anterior. Symmetrisch negative T-Wellen *(Pfeil)* in V_1–V_6 sowie I und aVL

- **Negatives T bei Peri-/Myokarditis**

Definition

Repolarisationsstörung nach abgelaufener Peri-/Myokarditis.

Ätiologie

Meist viraler Genese.

EKG-Merkmale

Symmetrisch negatives T. Im Gegensatz zum Infarktgeschehen nicht auf Vorderwand- oder Hinterwandbereich beschränkt. Bei Perikarditis entstehen initial zunächst ST-Hebungen ohne T-Negativierungen; ein negatives T bildet sich erst aus, nachdem sich die (meist konkavförmige) ST-Hebung zurückgebildet hat. Bei Ausbildung eines Perikardergusses kann sich eine Niedervoltage entwickeln.

Schwierigste Differentialdiagnose

T-Negativierung nach Infarkt. *Aber:* dort T-Negativierungen in typischer Lokalisation (z.B. Hinterwand, Vorderwand). Beim transmuralen Infarkt Ausbildung des negativen T aus der noch angehobenen ST-Strecke, im weiteren Verlauf Entwicklung von Q-Zacken.

Diagnostische Hilfen

Anamnese (viraler Infekt?), Auskultation (Perikardreiben?), Herzecho (Perikarderguß?).

Symmetrisch negatives T

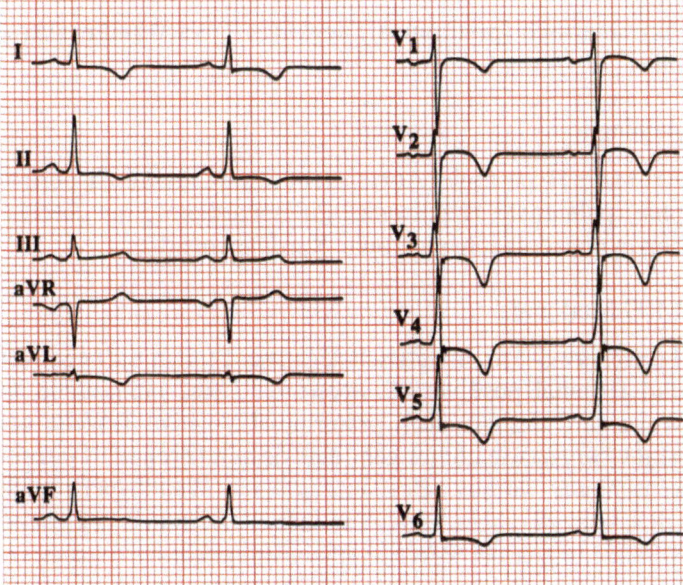

Abb. 107. Myokarditis. Symmetrisch negatives T in I, II, aVL sowie V_1–V_6

- **Negatives T bei Hypertrophie**

Definition

Asymmetrisch (präterminal) negatives T bei Wandhypertrophie.

Ätiologie

Arterielle Hypertonie, Aortenstenose mit Linksherzhypertrophie, pulmonale Hypertonie, Pulmonalstenose mit Rechtsherzhypertrophie, hypertrophe Kardiomyopathie.

EKG-Merkmale

Typischerweise asymmetrisch negatives T mit initial negativer und terminal positiver Komponente. Diese biphasische T-Welle wird deshalb auch präterminal negative T-Welle genannt. So gut wie immer geht eine deszendierende ST-Streckensenkung voraus. Bei ausgeprägter Wandhypertrophie QRS-Veränderungen (Sokolow-Index)! Eventuell begleitend Veränderungen der P-Welle (P-sinistroatriale bei Linksherzhypertrophie, P-dextroatriale bei Rechtsherzhypertrophie).

Schwierigste Differentialdiagnose

Biphasische T-Welle bei Schenkelblock. *Aber:* dort typische Veränderungen der QRS-Morphologie.

Asymmetrisch negatives T

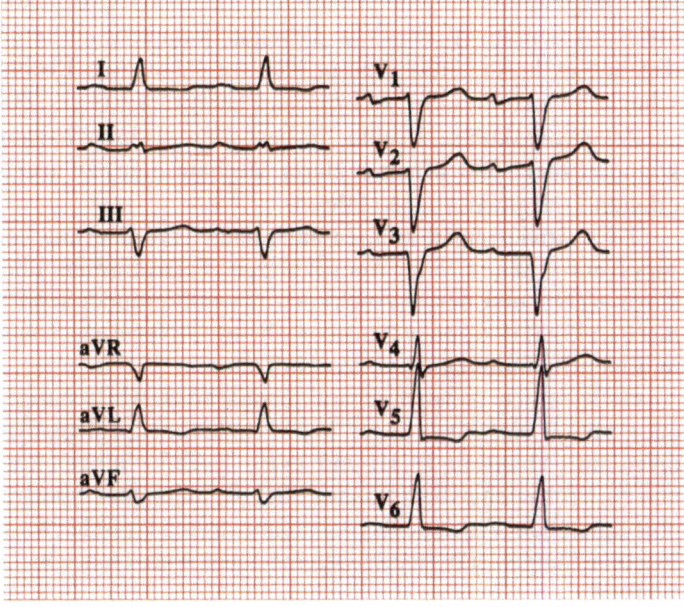

Abb. 108. Präterminal negatives T (biphasisches T) in Ableitung I, aVL sowie V_5 und V_6 bei lange bestehendem Bluthochdruck. P-sinistroatriale mit verbreiterter, leicht gekerbter P-Welle in I. Aufsplitterung des QRS-Komplexes in II bei intraventrikulärer Erregungsausbreitungsstörung. Positiver Sokolow-Index (hohes R in V_5, tiefe S-Zacke in V1) als Zeichen der Linksherzhypertrophie

- **T-Negativierungen unterschiedlicher Ätiologie**

Bei Lungenembolie können besonders in den rechtspräkordialen Ableitungen (V_1–V_3) T-Negativierungen auftreten, daneben evtl. Ausbildung eines (häufig) passageren Rechtsschenkelblockbildes, $S_I Q_{III}$-Typ, Sinustachykardie (s. S. 280). Zerebrovaskuläre Insulte, insbesondere Hämorrhagien, können (über nicht genau geklärte Mechanismen) zu ausgeprägten T-Negativierungen führen.

T-Negativierungen können auch nach Terminierung von supraventrikulären oder ventrikulären Tachykardien über längere Zeit persistieren. Auch nach intermittierender Schrittmacheraktivität können vorübergehend T-Negativierungen im Eigenrhythmus des Patienten auftreten.

Gelegentlich treten uncharakteristische T-Abflachungen oder auch T-Negativierungen bei Mitralklappenprolaps-Syndrom auf (Ableitung II, III und aVF). T-Abflachungen können ein Frühzeichen bei Ischämie oder beginnender Hypertrophie darstellen. Auch bei Hypokaliämie treten typischerweise T-Abflachungen auf (meist gleichzeitiges Auftreten von U-Wellen).

2.9 U-Wellen

U-Wellen können auftreten:
- physiologisch,
- akzentuiert (Hypokaliämie, Vagotonus).

- **U-Wellen bei Hypokaliämie**

Definition

Akzentuierung physiologischer U-Wellen bei Kaliumwerten <3,5 mVal/l.

Ätiologie

Iatrogen, Durchfall, Erbrechen, Ileus, Anorexie, Cushing-Syndrom, Leberinsuffizienz etc.

EKG-Merkmale

T-Abflachung, ST-Senkung, präterminale T-Negativierung, Überhöhung der U-Welle. Durch T-U-Verschmelzungswelle vermeintliche Zunahme der QT-Zeit.

Diagnostische Hilfen

Anamnese, Labor.

Anmerkung

Im Rahmen der Hypokaliämie vermehrte Neigung zu Herzrhythmusstörungen, insbesondere in Kombination mit Digitalis. U-Wellen können auch bei Herzgesunden auftreten, z.B. bei Bradykardie durch erhöhten Vagotonus.

U-Welle

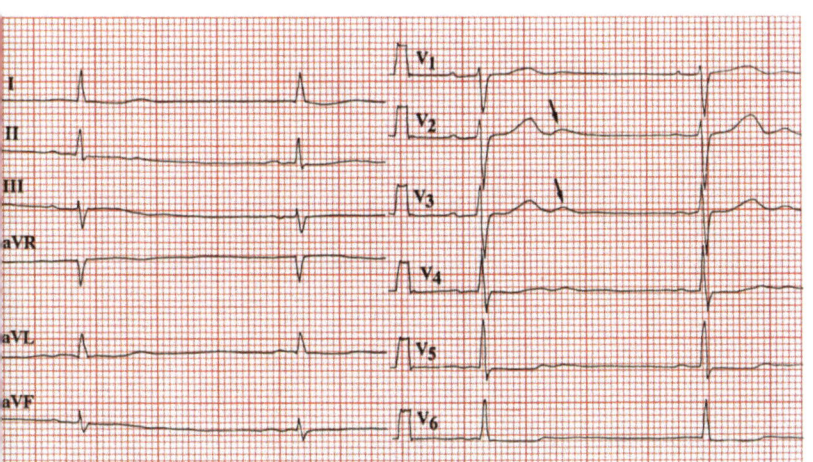

Abb. 109. Patient mit Hypokaliämie von 2,7 mVal/l. Deutliche Abflachung der T-Wellen mit Ausnahme von V_2, V_3, hier Auftreten von deutlichen U-Wellen *(Pfeile)*. Angedeutete ST-Senkung in V_6

3 Spezielle EKG-Bilder

3.1 Myokardinfarkt (S. 261)
3.2 Lungenembolie (S. 280)
3.3 Aortenstenose (S. 282)
3.4 Mitralstenose (S. 284)
3.5 Hypertrophe Kardiomyopathie (S. 286)
3.6 Schrittmacher-EKG (S. 288)

3.1 Myokardinfarkt

- Infarktstadien,
- Infarktlokalisation,
- Q-Zacken-Infarkt und Nicht-Q-Zacken-Infarkt,
- Infarkt und Schenkelblock.

- **Infarktstadien**

Typischerweise phasenhafter Ablauf der EKG-Veränderungen bei Myokardinfarkt (Abb. 110):

Stadium 0 (Initialstadium)

Das früheste Zeichen eines drohenden Myokardinfarkts ist die Ausbildung hoher T-Wellen („Erstickungs-T"). Dieses Stadium ist häufig flüchtig und wird in den meisten Fällen elektrokardiographisch nicht erfaßt.

Stadium I (ST-Stadium)

ST-Hebungen sind das charakteristische Zeichen eines akuten Myokardinfarkts. Die Anhebung der ST-Strecke kann nur 1−2 mm betragen (wichtig: kurzfristige Verlaufskontrolle), die ST-Hebung kann jedoch auch zu einer monophasischen Deformierung führen mit ausgeprägter ST-Hebung und einer Verschmelzung des ST-T-Abschnitts. Dauer der ST-Hebung Stunden bis 2 Tage, bei Persistenz über eine Woche muß an die Entwicklung eines Ventrikelaneurysmas gedacht werden.

Stadium I−II (ST-T-Stadium)

Noch bei bestehender ST-Elevation kommt es zur Ausbildung von symmetrisch negativen T-Wellen,(koronares T, syn. terminal negatives T).

Stadium II (T-Stadium)

Rückbildung der ST-Hebung, volle Ausbildung der T-Negativierung. Die Rückbildung der T-Negativierung erfolgt innerhalb von Monaten, ein koronares T kann jedoch auch persistieren.

Stadium III (Q-Stadium)

Parallel zur Ausbildung von T-Negativierungen kommt es zu einem R-Verlust mit Entwicklung von Q-Zacken. Eine pathologische Q-Zacke (Breite >0,04 s, Tiefe >¼ der nachfolgenden R-Zacke) bleibt in der Regel als einziger Hinweis für einen abgelaufenen Myokardinfarkt nach Rückbildung einer T-Negativierung bestehen.

Dieser stadienhafte Ablauf des Infarktgeschehens kann zeitlich sehr unterschiedlich sein, insbesondere die Rückbildungstendenz der ST-Elevation oder der T-Negativierung zeigt eine große interindividuelle Schwankungsbreite.

Infarktstadien

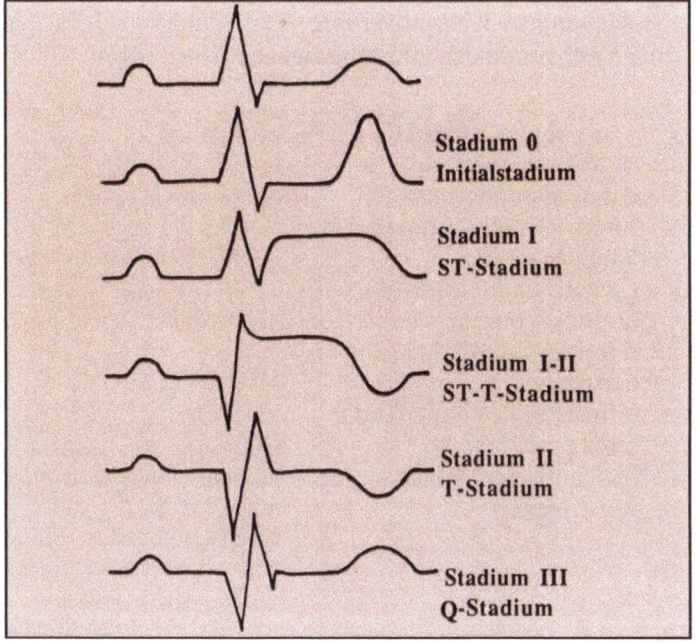

Abb. 110. Stadien der EKG-Veränderungen bei Myokardinfarkt

- **Infarktlokalisation**

Die beschriebenen EKG-Veränderungen bei Myokardinfarkt (ST-Hebungen, T-Negativierung, Ausbildung von Q-Zacken) finden sich nur in den infarktbezogenen Ableitungen:

– anteroseptaler Infarkt (Vorderwandinfarkt)	– V_2, V_3, (V_4)
– anterolateraler Infarkt (großer Vorderwandinfarkt)	– V_2–V_5, (V_6), I, aVL
– lateraler Infarkt (Seitenwandinfarkt)	– V_4–V_6, I–aVL
– inferiorer Infarkt (Hinterwandinfarkt)	– II, III, aVF
– posterolateraler Infarkt (Hinterseitenwandinfarkt)	– II, III, aVF, V_4–V_6
– posteriorer Infarkt („eigentlicher" Hinterwandinfarkt)	– nur indirekte („spiegelbildliche") Infarktzeichen: hohes R in V_1, V_2, mit hohen spitzpositiven T-Wellen (Ausschluß eines Rechtsschenkelblocks bzw. einer rechtsventrikulären Hypertrophie), initial ST-Senkung.

Nicht selten finden sich in EKG-Ableitungen, die dem Infarktgeschehen gegenüberliegen, „spiegelbildliche Veränderungen", so z.B. ST-Senkungen in V_1–V_3 beim Hinterwandinfarkt oder ST-Senkungen in II, III und aVF beim Vorderwandinfarkt. Ein Verschluß des R. circumflexus ist elektrokardiographisch schwierig zu erfassen (häufig nur indirekte Infarktzeichen mit ST-Senkungen in V_2, V_3 s. Abb. 119).

- **Q-Zacken-Infarkt und Nicht-Q-Zacken-Infarkt**

Von einem Nicht-Q-Zacken-Infarkt spricht man, wenn es im Infarktgeschehen zu Veränderungen der ST-T-Strecke ohne Ausbildung von Q-Zacken kommt. Nicht Q-Zacken-Infarkte wurden lange Zeit als nichttransmurale Infarkte mit Infarzierung von lediglich subendokardialen Wandabschnitten angesehen.
Q-Zacken-Infarkte wären demnach transmuralen Infarkten zuzuordnen. Diese Vorstellung ist heute nicht mehr haltbar. Aufgrund pathoanatomischer Untersuchungen ist bekannt, daß es auch beim sog. subendokardialen Infarkt (mit Ausbildung von spitznegativen, symmetrischen T-Negativierungen ohne Q-Zacken) zur Infarzierung aller Wandabschnitte kommen kann und daß umgekehrt bei morphologisch gesicherten „echten" subendokardialen Infarkten Q-Zacken auftreten können.

- **Rechtsventrikulärer Infarkt** (Abb. 118)

Durch spiegelbildliche Ableitung der Brustwandableitungen können rechtspräkordiale Aufzeichnungen gewonnen werden, die mit $V_{3R}-V_{6R}$ bezeichnet werden. Zur Erfassung eines rechtsventrikulären Infarktes ist V_{4R} am besten geeignet (ST-Hebung >0,1 mV). Eine rechtsventrikuläre Beteiligung bei akutem Hinderwandinfarkt zeigt einen proximalen Verschluß der rechten Koronararterie an und hat wesentliche prognostische Bedeutung (erhöhte Infarktsterblichkeit, erhöhte Inzidenz von Rhythmusstörungen).

Myokardinfarkt

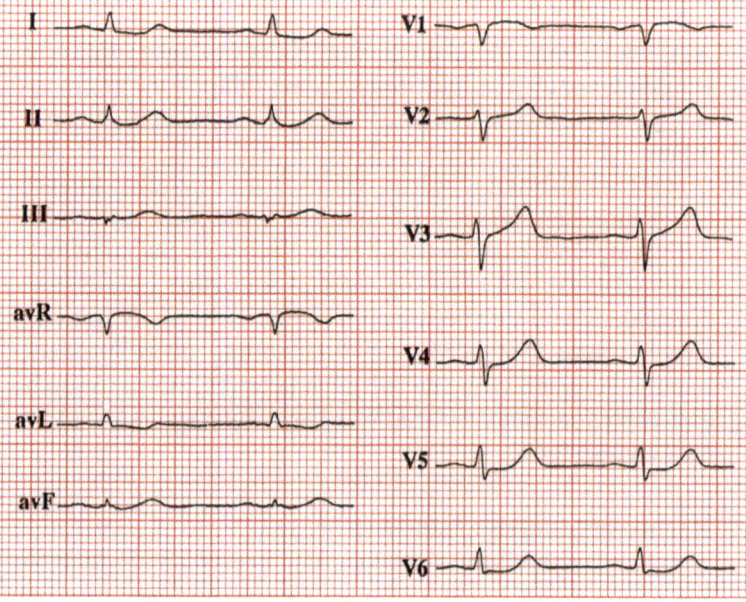

Abb. 111. EKG eines 75jährigen Patienten nach Angina-pectoris-Anfall (um 19.00 Uhr), der sich durch Nitro-Spray schnell besserte. Keine Infaktzeichen, die kleine Q-Zacke in Ableitung III ist nicht pathologisch

Myokardinfarkt

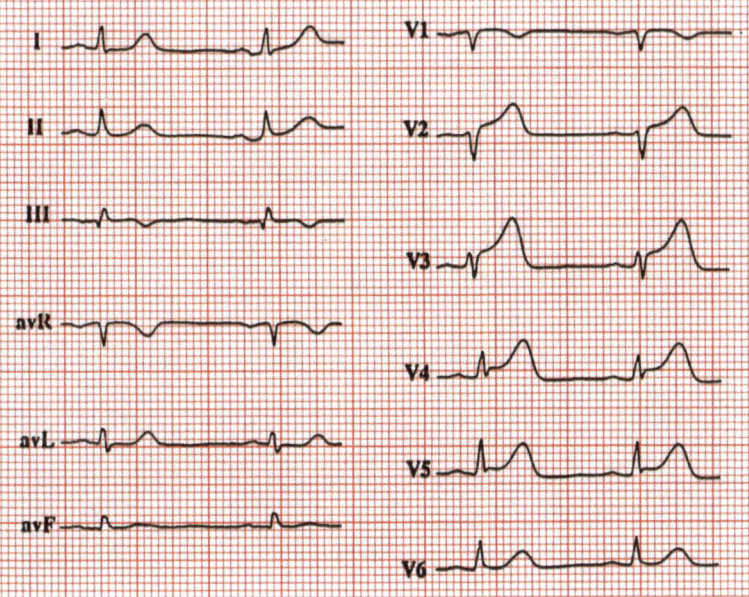

Abb. 112. Gleicher Patient wie in Abb. 111. Erneut schwerer Angina-pectoris-Anfall (19.30 Uhr), der sich auf Nitro-Spray nicht bessert. Beginnender Vorderwandinfarkt mit Ausbildung von ST-Hebungen in V_2–V_4 und breiten, hohen T-Wellen. Neu aufgetretene T-Negativierung in Ableitung III

Myokardinfarkt

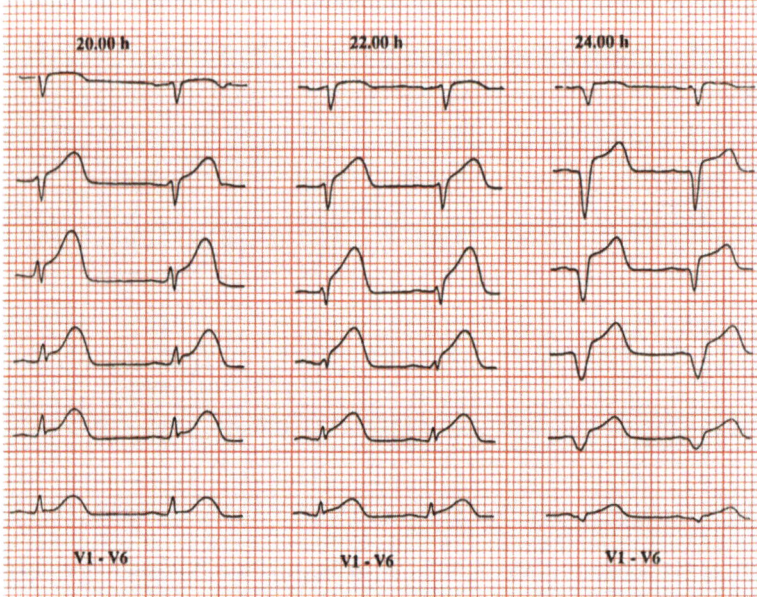

Abb. 113. Gleicher Patient wie in Abb. 111 und 112. Zeitliche Abfolge eines Vorderwandinfarkts (dargestellt sind nur die Brustwandableitungen). Um 20.00 Uhr ist die R-Zacke in V_2–V_5 noch erhalten, im weiteren Verlauf zunehmende R-Zackenreduktion, um 24.00 Uhr R-Verlust über der gesamten Vorderwand. Ausgeprägte ST-Hebungen, besonders deutlich in V_3 und V_4 mit T-Wellenüberhöhung, die sich gegen 24.00 Uhr wieder zurückbildet

Myokardinfarkt

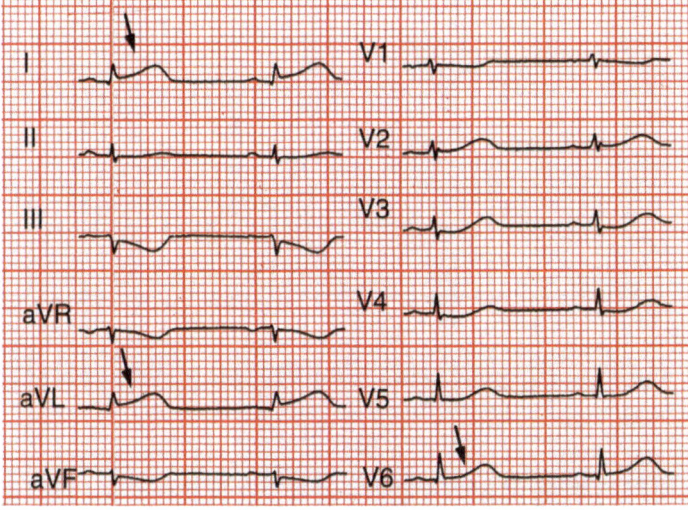

Abb. 114. Akuter Lateralinfarkt mit ST-Hebungen in I, aVL und (diskret) in V_6 *(Pfeile)*. Spiegelbildliche ST-Senkungen in III, aVF und angedeutet in V_3 und V_4

Myokardinfarkt

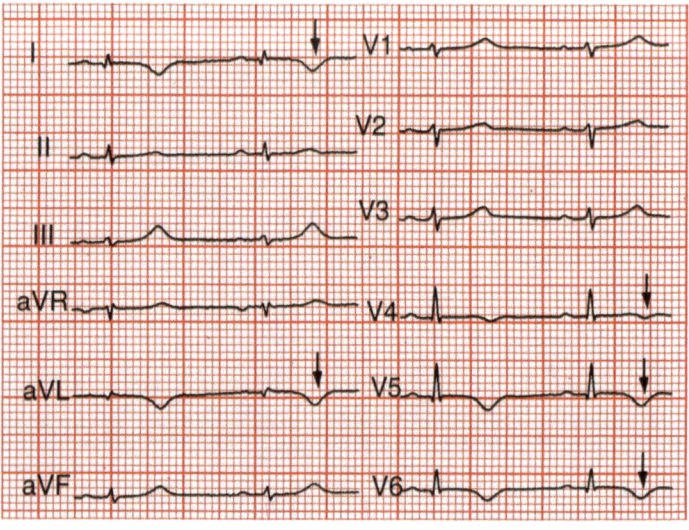

Abb. 115. Gleicher Patient wie in Abb. 114. Nach Rekanalisation des Ramus diagonalis mittels PTCA Folgestadium des Lateralinfarktes mit T-Negativierungen in I, aVL, V_4–V_6 *(Pfeile)*

Myokardinfarkt

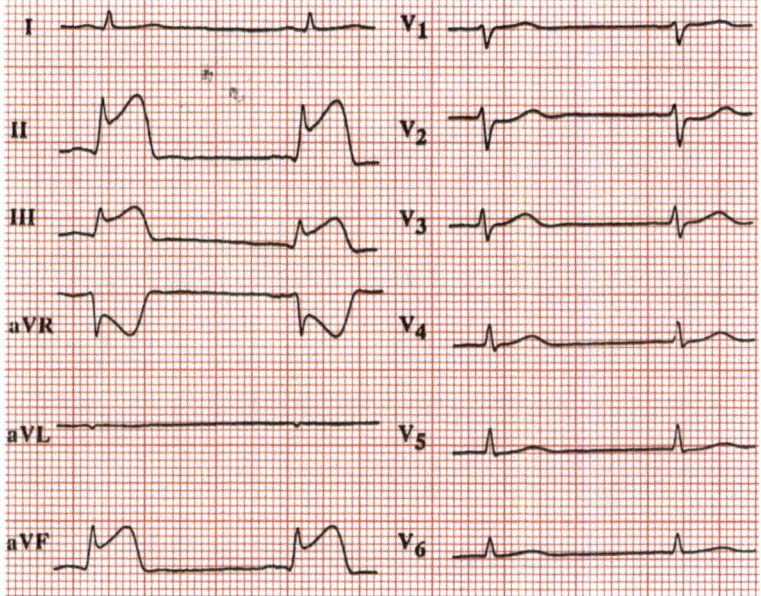

Abb. 116. Akuter Hinterwandinfarkt. Monophasische ST-Hebungen in II, III und aVF. Spiegelbildliche ST-Senkung in aVR

Myokardinfarkt

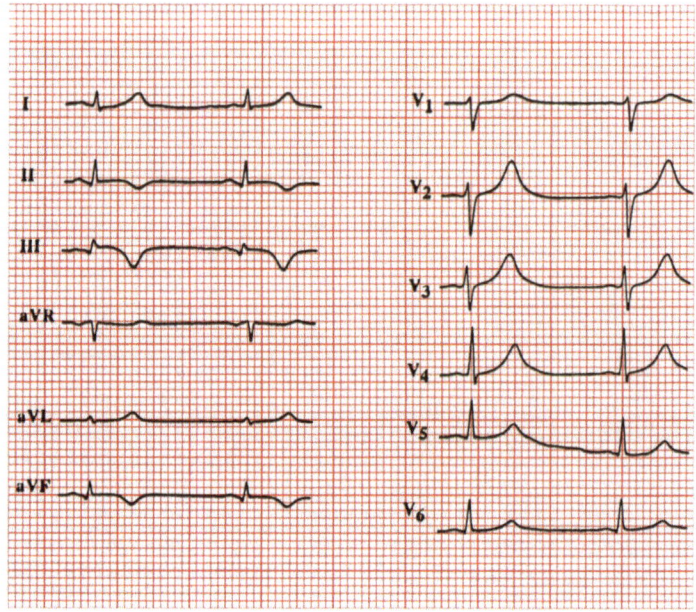

Abb. 117. Vier Tage nach Hinterwandinfarkt. Gleicher Patient wie in Abb. 116. Vollständige Rückbildung der ST-Hebungen in II, III und aVF mit Ausbildung eines symmetrisch negativen T (koronares T). Nur kleine Q-Zacke in den genannten Ableitungen (nicht signifikant)

Myokardinfarkt

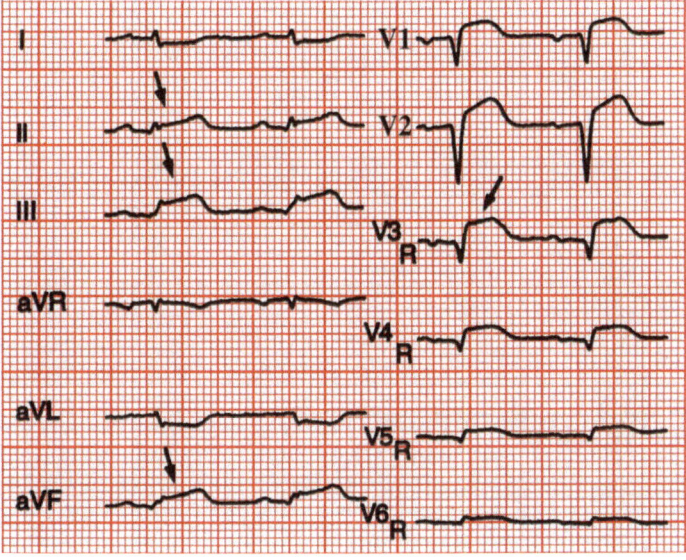

Abb. 118. Akuter Hinterwandinfarkt mit rechtsventrikulärer Beteiligung. ST-Hebungen in II, III und aVF *(linke Pfeile)*; Spiegelbildliche ST-Senkungen in I und aVL. ST-Hebungen in den rechtspräkordialen Ableitungen, besonders ausgeprägt in V_{3R} *(rechter Pfeil)* als Zeichen eines Infarktes des rechten Ventrikels

Myokardinfarkt

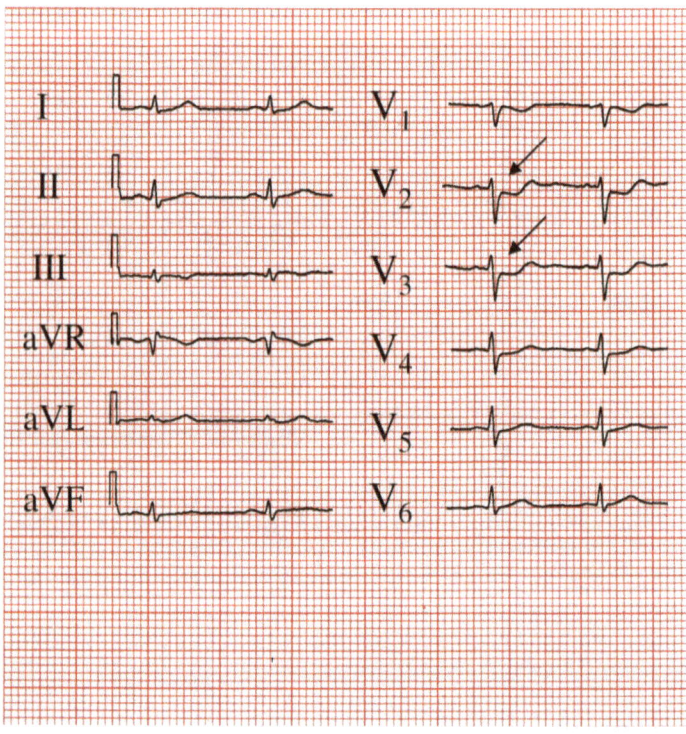

Abb. 119. Akuter Myokardinfarkt bei proximalem Verschluß des R. circumflexus. Trotz akuten Infarktes keine ST-Hebungen, lediglich deszendierende ST-Streckensenkungen in V_2, V_3 *(Pfeile)*, angedeutet auch in V_4

Myokardinfarkt

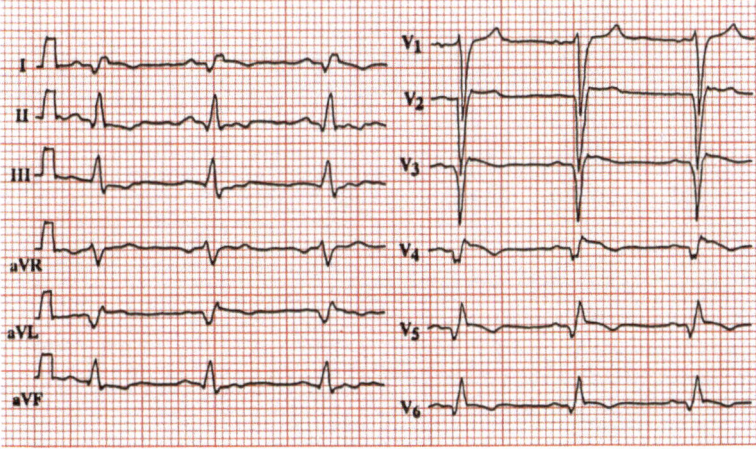

Abb. 120. Zustand nach Vorderseitenwandinfarkt (Anterolateralinfarkt) vor 2 Jahren. Pathologische Q-Zacken in I und aVL sowie fehlende R-Progression in den Brustwandableitungen mit tiefen QS-Zacken in V_2 und V_3 sowie pathologischen Q-Zacken in V_4–V_6. T-Abflachung bzw. Negativierung in den genannten Ableitungen

Myokardinfarkt

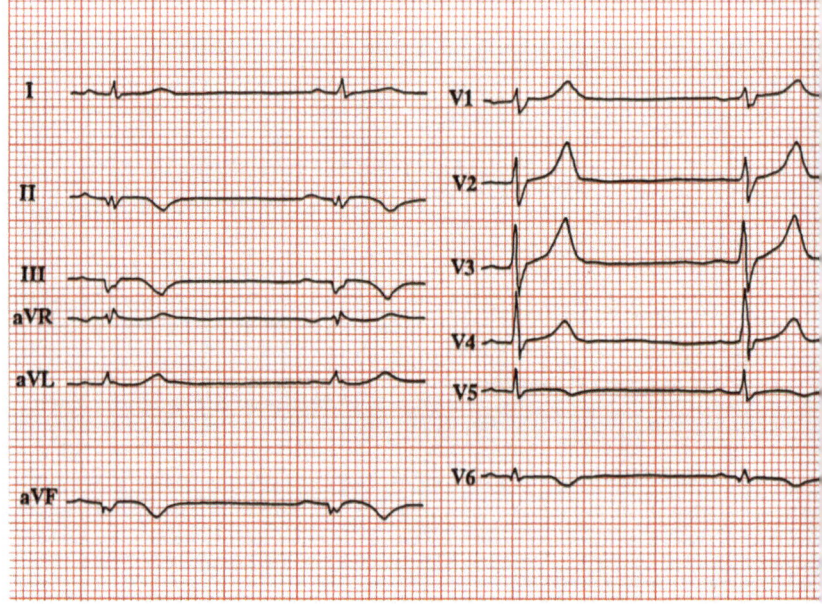

Abb. 121. Zustand nach Hinterseitenwandinfarkt (Posterolateralinfarkt). Kleines Q in II, tiefes und breites Q in III und aVF, T-Negativierungen in II, III, aVF sowie V_5 und V_6

Myokardinfarkt

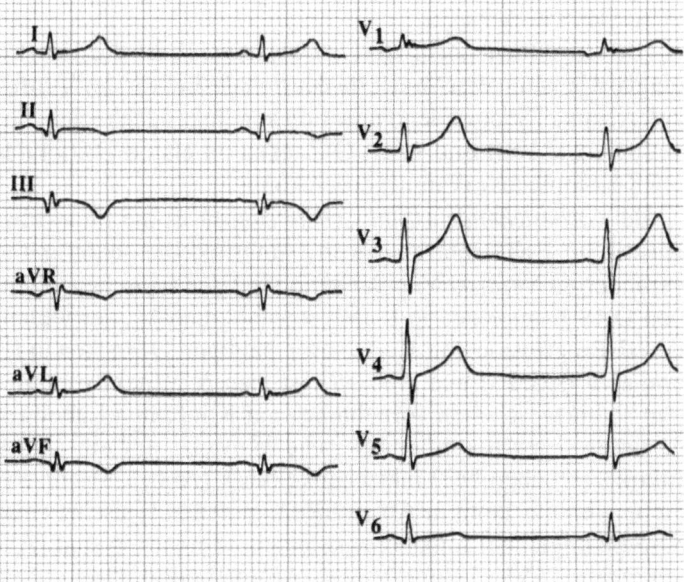

Abb. 122. Zustand nach posteroinferiorem Infarkt. Pathologische Q-Zacken in II, III und aVF mit T-Negativierung als Ausdruck der Infarzierung im Hinterwandbereich (inferiore Wandabschnitte). Auf eine Infarzierung der „eigentlichen" Hinterwand (strikt posterior) weist die relativ hohe R-Zacke in V_1 und V_2 mit positivem T in V_1 hin. Kein Rechtsschenkelblock!

- **Infarkt und Schenkelblock**

  Hierbei muß differenziert werden zwischen einem vorbestehenden Schenkelblock und akutem Infarkt sowie einem sich im Infarktgeschehen entwickelnden Schenkelblock.

  Bei *vorbestehendem Rechtsschenkelblock* ist die Infarktdiagnostik kaum erschwert, da der initiale Vektor der Ventrikelerregung (Septumdepolarisation von links nach rechts) unverändert abläuft und somit Q-Zacken im ersten Drittel des QRS-Komplexes erkannt werden können.

  Bei *vorbestehendem Linksschenkelblock* ist die Infarktdiagnostik im EKG sehr erschwert. Aufgrund der schon initial veränderten Ventrikeldepolarisation mit den typischen, plumpen QRS-Komplexen in I, aVL sowie V_5 und V_6, der fehlenden R-Progression von V_1–V_4 sowie häufigen Q-Zacken in III und aVF (s. S. 202 und Abb. 89), ist man bei einem vermutetem Infarktgeschehen vornehmlich auf Klinik und Labor angewiesen. Elektrokardiographische Hinweise auf ein akutes Infarktgeschehen bei Linksschenkelblock (Abb. 123) sind ST-Hebungen um 1 mm in Ableitungen, in denen typischerweise ST-Senkungen bei Linksschenkelblock zu erwarten sind (Ableitungen I, aVL, V_5 und V_6, s. a. Abb. 89) oder extrem überhöhte ST-Abgänge in den präkordialen Ableitungen V_1–V_3 (> 5 mm).

  Ein *neu aufgetretener Schenkelblock* im Infarktgeschehen ist ein prognostisch ungünstiges Zeichen. Hier handelt es sich meist um ausgedehnte Infarzierungen unter Einbeziehung des Reizleitungssystems. Die häufigste Kombination ist ein auftretender Rechtsschenkelblock mit linksanteriorem Hemiblock bei Vorderwandinfarkt (gemeinsame Blutversorgung durch septale Äste), hier ist insbesondere auch in der Postinfarktphase mit dem Auftreten von malignen Herzrhythmusstörungen (rezidivierenden ventrikulären Tachykardien) zu rechnen.

Myokardinfarkt

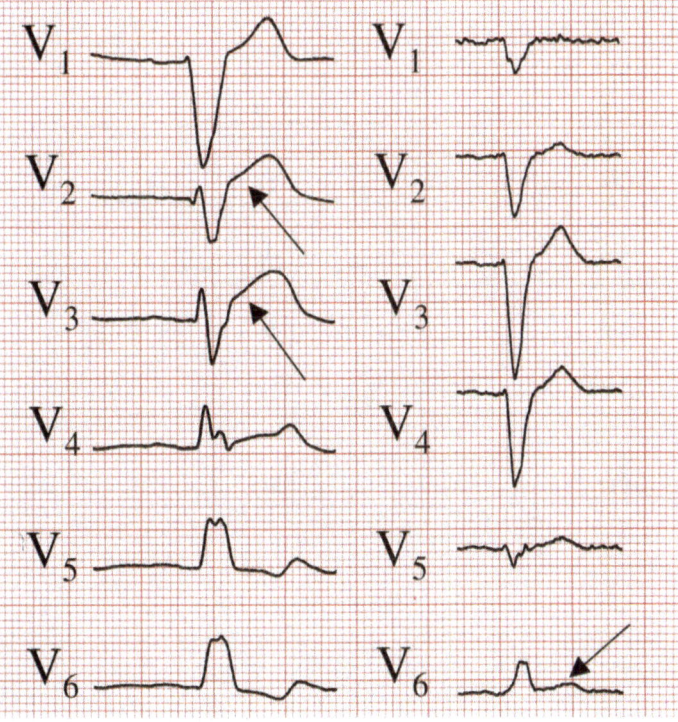

Abb. 123. Akuter Myokardinfarkt bei Linksschenkelblock. Zwei Beispiele mit links deutlich überhöhten ST-Abgängen in V_2, V_3 *(Pfeile)*, rechts diskrete ST-Hebung in V_6 *(Pfeil)*

Myokardinfarkt

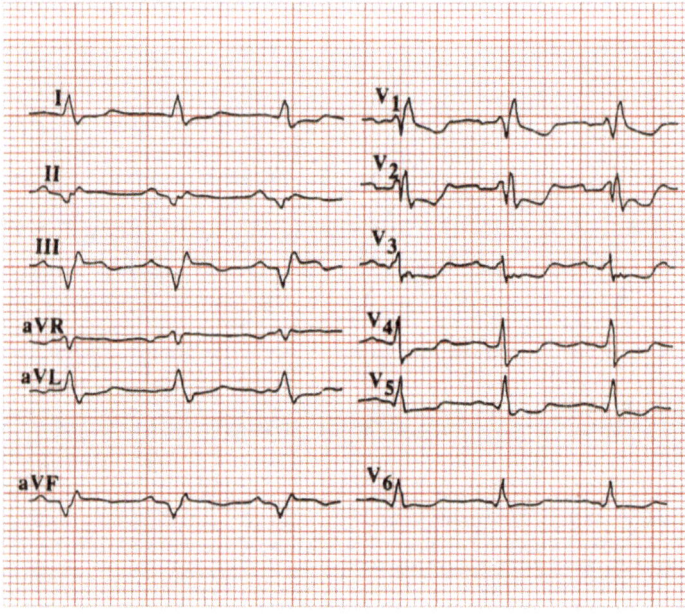

Abb. 124. Zustand nach Hinterwandinfarkt mit vorbestehendem Rechtsschenkelblock. Pathologische Q-Zacken in II, III und aVF. Typische triphasische QRS-Konfiguration in V_1 bei Rechtsschenkelblock. (Keine prognostische Bedeutung bei schon früher bestehendem Rechtsschenkelblock)

Myokardinfarkt

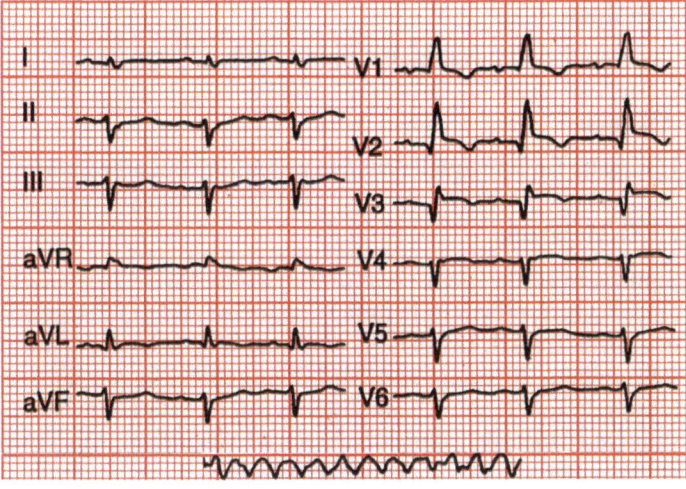

Abb. 125. Zustand nach Vorderwandinfarkt mit Ausbildung eines akuten Rechtsschenkelblocks. Q-Zacken in (V_1), V_2 und V_3 als Zeichen des abgelaufenen Anteroseptalinfarktes mit qR-Konfiguration bei begleitendem Rechtsschenkelblock. Verlust der initialen R-Zacke des sonst typischen RSR′-Komplexes. Mangelnde R-Progression über der gesamten Vorderwand sowie Potentialverlust in I bei ausgedehntem Vorderwandinfarkt. 4 Tage nach Infarkt kam es zum Auftreten von Kammerflimmern (Monitorstreifen), was die prognostische Bedeutung, des neu aufgetretenen Schenkelblockes belegt.

3.2 Lungenembolie

Definition

Teilembolisierung der pulmonalarteriellen Strombahn.

Ätiologie

Häufigste Emboliequelle ist eine tiefe Beinvenenthrombose.

EKG-Merkmale

Sinustachykardie! Achsendrehung nach rechts mit Ausbildung eines $S_I Q_{III} T_{III}$-Typs, d.h. tiefe S-Zacke in I, tiefe Q-Zacke und negatives T in III. Dieses sog. McGinn-White-Syndrom findet sich nur in ca. 30% der Fälle. Ausbildung eines kompletten oder inkompletten Rechtsschenkelblocks (oft flüchtig). Am häufigsten Rechtsherzbelastungszeichen mit Ausbildung von T-Negativierungen in V_1-V_3, evtl. P-pulmonale.

Diagnostische Probleme

Die EKG-Veränderungen bei Lungenembolie sind häufig passager. Mehrfache EKG-Kontrollen sind hilfreich.

Schwierigste Differentialdiagnose

Schon vorbestehender Rechtsschenkelblock (Vor-EKG?). Abgrenzung gegenüber Hinterwandinfarkt (Q in III mit negativem T bei McGinn-White-Syndrom!).

Diagnostische Hilfen

Anamnese. Blutgase! Ventilations-/Perfusionsszintigramm. Am aussagekräftigsten ist eine Pulmonalisangiographie.

Lungenembolie

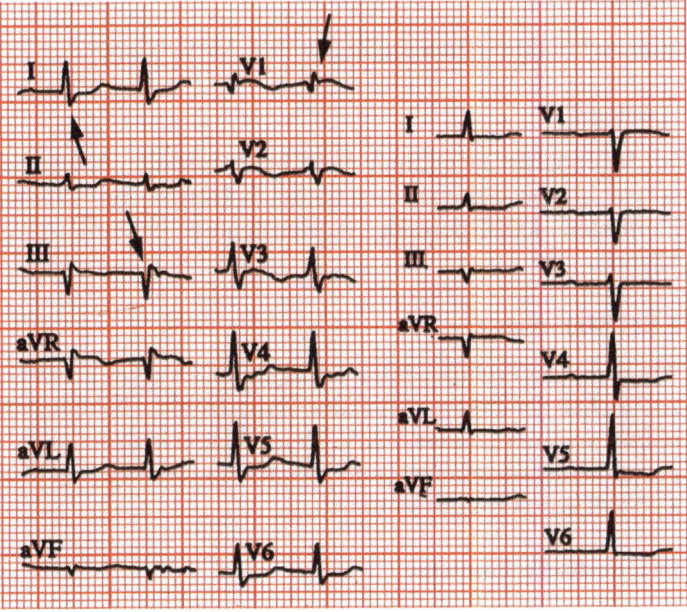

Abb. 126. Links akute Lungenembolie nach tiefer Beinvenenthrombose. S-Zacke in I, tiefes Q in III mit ausgeprägtem R' in V_1 *(Pfeile)*. Nach Lysetherapie *(rechts)* Rückbildung dieser Befunde

3.3 Aortenstenose

Definition

Eingeschränkte Öffnungsfähigkeit der Aortenklappe.

Ätiologie

Im Jugendalter angeboren, meist bei bikuspider Anlage der Aortenklappe. Seltener rheumatischer Genese. Im Alter am häufigsten kalzifizierende Aortenstenose bei trikuspider Klappe.

EKG-Merkmale

Aufgrund des erhöhten intraventrikulären Druckes kommt es zu Zeichen der linksventrikulären Hypertrophie: hohe R-Amplitude in V_5, V_6, tiefes S in V_1, V_2. Endstreckenveränderungen mit Ausbildung eines präterminal oder terminal negativen T. Nicht selten P-sinistroatriale.

Diagnostische Probleme

Ähnlich wie bei langjährigem Bluthochdruck können auch bei Aortenstenose elektrokardiographische Zeichen der linksventrikulären Hypertrophie fehlen.

Schwierigste Differentialdiagnose

Linksventrikuläre Hypertrophiezeichen anderer Genese, am häufigsten bei arterieller Hypertonie.

Diagnostische Hilfen

Auskultation! Echokardiographie.

Aortenstenose

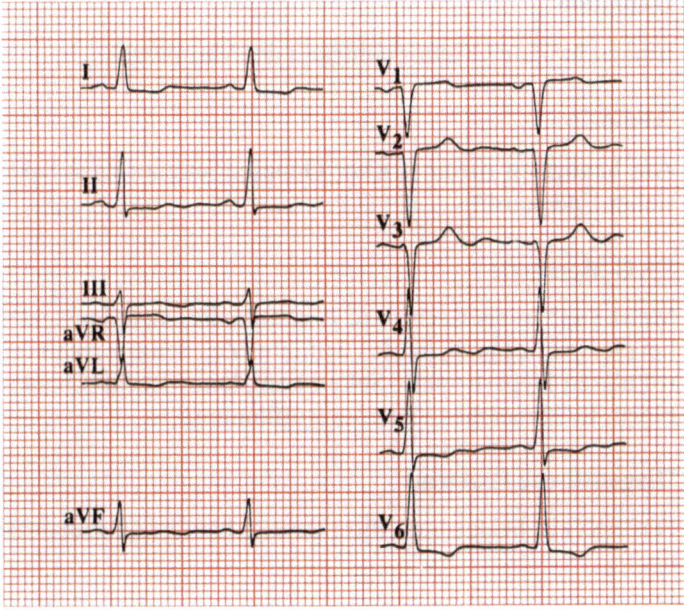

Abb. 127. Aortenstenose mit einem Gradienten über der Aortenklappe von 90 mmHg. Deszendierende ST-Senkungen mit präterminal negativem T, besonders ausgeprägt in I, aVL und V_6 als Zeichen der chronischen linksventrikulären Druckbelastung

3.4 Mitralstenose

Definition

Eingeschränkte Öffnungsfähigkeit der Mitralsegel.

Ätiologie

Am häufigsten rheumatischer Genese. Seltener nach bakterieller Endokarditis.

EKG-Merkmale

Meist Steiltyp bis Rechtstyp. P-mitrale. Zeichen der Rechtsherzverspätung in V_1 mit R'. Mitunter Zeichen der rechtsventrikulären Hypertrophie. Selten kompletter Rechtsschenkelblock. In Spätstadien meist Vorhofflimmern.

Diagnostische Probleme

Das EKG ist bei leichter Mitralstenose häufig völlig unauffällig.

Schwierigste Differentialdiagnose

Zeichen der Rechtsherzbelastung anderer Genese, z.B. bei Cor pulmonale, rezidivierenden Lungenembolien. *Aber:* dort kein P-mitrale.

Diagnostische Hilfen

Auskultation! Echokardiogramm.

Mitralstenose

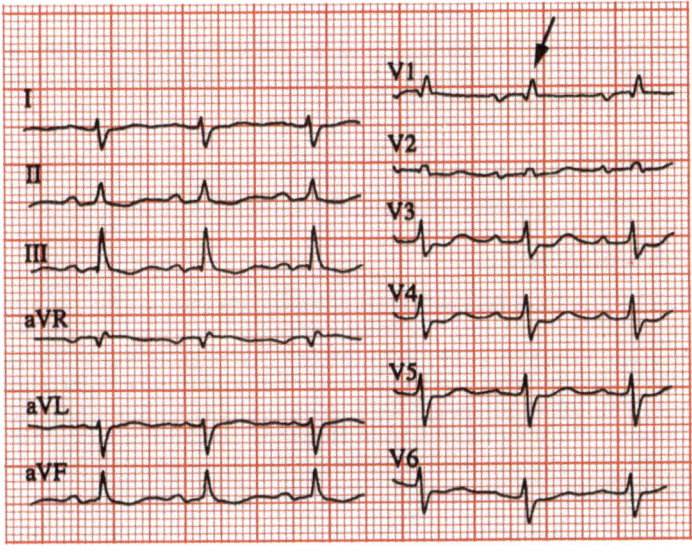

Abb. 128. Mitralstenose. Klappenöffnungsfläche 0,5 cm². Rechtstyp. Kein typisches P mitrale. R' in V_1 *(Pfeil)*

3.5 Hypertrophe Kardiomyopathie

Definition

Bei obstruktiven Formen Einengung des linksventrikulären Ausflußtraktes durch Septumhypertrophie. Auch apikale Wandabschnitte können betroffen sein, dann keine Obstruktion.

Ätiologie

Unbekannt. Familiäre Häufung in 20–30% der Fälle.

EKG-Merkmale

Das EKG ist fast immer pathologisch verändert (s. auch S. 176). Am häufigsten Zeichen der Linksherzhypertrophie. Bei rechtsventrikulärer Beteiligung können auch hohe R-Zacken in V_1 auftreten. Häufig pathologische Q-Zacken, ohne infarkttypisches Lokalisationsmuster. Nicht selten intraventrikuläre Erregungsleitungsstörungen. Endstreckenveränderungen mit T-Negativierungen sind die Regel. Bei Sinusrhythmus P-sinistroatriale, das Auftreten von Vorhofflimmern gilt als prognostisch ungünstiges Zeichen.

Diagnostische Probleme

Das Ausmaß der EKG-Veränderungen läßt nicht auf das Ausmaß der LV-Ausflußbahnobstruktion schließen.

Schwierigste Differentialdiagnose

Q-Zacken nach Myokardinfarkt. Hier treten Q-Zacken jedoch in Relation zum Infarktgefäß auf (z.B. Q in II, III, aVF nach Hinterwandinfarkt).

Diagnostische Hilfen

Auskultation (Valsalva-Manöver!), Echokardiogramm.

Bemerkungen

Bei dilatativer Kardiomyopathie meist nur uncharakteristische EKG-Veränderungen: unspezifische Repolarisationsstörungen, nicht selten Linksschenkelblock.

Hypertrophe Kardiomyopathie

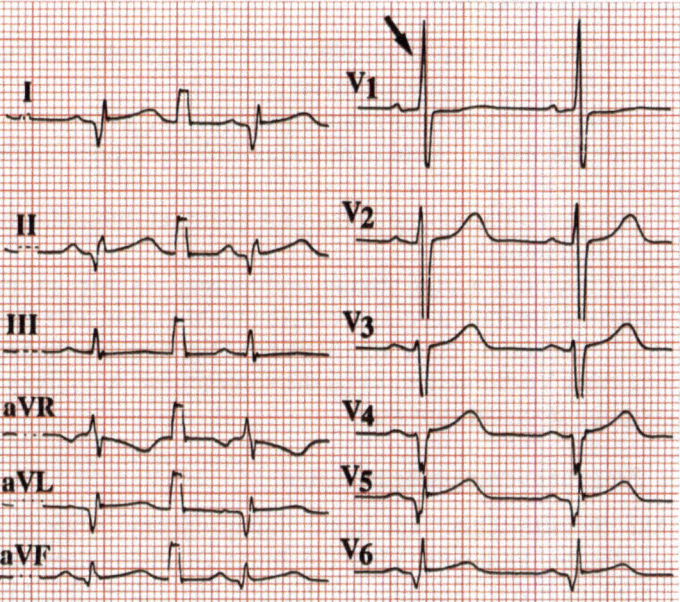

Abb. 129. Hypertrophe obstruktive Kardiomyopathie. Hohe R-Amplitude in V_1 *(Pfeil)*, pathologische Q-Zacke in I, II und aVL sowie V_4–V_6

3.6 Schrittmacher-EKG

- **Schrittmachercode**

A: Atrium, *V*: Ventrikel, *I*: Inhibition, *T*: Triggerung, *D*: Dual
Erster Buchstabe: Stimulationsort (Pacing).
Zweiter Buchstabe: Wahrnehmungsort (Sensing).
Dritter Buchstabe: Funktionsmodus (inhibiert oder getriggert).
VVI bedeutet Pacing und Sensing im Ventrikel, Inhibition bei Eigenrhythmus.
DDD bedeutet analog Pacing und Sensing im Atrium und Ventrikel; Inhibition bei Eigenrhythmus im Vorhof oder Ventrikel, Triggerung einer ventrikulären Stimulation nach Sensing einer Vorhofaktion, wenn die vorgegebene AV-Überleitungszeit überschritten wird.

- **Programmierungsmöglichkeiten**

Alle Schrittmacher sind heute multiprogrammierbar. Die wichtigsten Parameter sind die Interventionsfrequenz, die Empfindlichkeit (Sensitivität) des Schrittmachers, die Ausgangsspannung bzw. Stromstärke und Impulsbreite, beim DDD-Schrittmacher die AV-Überleitungszeit sowie die Refraktärzeit des Vorhofs (zur Verhinderung von Schrittmachertachykardien s. unten).

In den letzten Jahren wurden sog. frequenzadaptive Schrittmachersysteme entwickelt, die die Stimulationsfrequenz der körperlichen Belastung anpassen. Das Ausmaß der aktuellen körperlichen Belastung wird dabei abgeschätzt durch Registrierung von Muskelaktivität, durch Messung der Körpertemperatur, der QT-Zeit oder der Impedanzänderungen bei vertiefter Atmung.

- **Schrittmacherindikationen**

Allgemein: Symptomatische bradykarde Rhythmusstörungen. Typische Symptome bradykarder Rhythmusstörungen sind Schwindel, Synkopen oder (seltener) Zeichen der Herzinsuffizienz.

VVI-Schrittmacher
Bradyarrhythmia absoluta (vor Indikationsstellung Absetzen von Medikamenten, die die AV-Überleitung verzögern, z.b. Digitalis, β-Blockern, Kalziumantagonisten, Antiarrhythmika!). Hypersensitives Karotissinussyndrom. Es gibt Hinweise darauf, daß ein DDD-System beim Syndrom des kranken Sinusknotens vorteilhaft ist (geringere Inzidenz des Auftretens von Vorhofflimmern).

DDD-Schrittmacher
AV-Block II (Mobitz), falls Patient symptomatisch. AV-Block III (symptomatischer Patient). Permanente Vorhofrhythmusstörungen wie Vorhofflimmern sind Kontraindikationen für Zweikammersysteme, da während dieser Rhythmusstörungen schrittmacherbedingt hohe Kammerfrequenzen auftreten können. Bei intermittierenden Vorhofrhythmusstörungen evtl. DDD-System mit „mode-switching" (DDD → VVI-R, s.u.).

Frequenzadaptive Systeme
Diese Systeme sind indiziert, wenn ein physiologischer Frequenzanstieg unter Belastung nicht erfolgt. Frequenzadaptive Systeme werden mit einem R (für rate) gekennzeichnet, z.B. VVI-R. Diese Systeme beschleunigen die Herzfrequenz durch Wahrnehmung körperlicher Aktivität durch Vibrationsmessungen oder Impedanzänderungen bei erhöhter Atemfrequenz. Kurzfristig auftretende Bradykardien, wie beim Karotissinussyndrom sind keine Indikation für diese Systeme.

- **Schrittmacherfunktionsstörungen**

Batterieerschöpfung
Äußert sich bei den meisten Schrittmachern in einem Abfall der tatsächlichen gegenüber der programmierten Stimulationsfrequenz (häufigstes Austauschkriterium: Frequenzabfall um 10%).

Exitblock
Die Schrittmacherimpulse sind im EKG sichtbar, führen aber nicht zu einer Depolarisation. Häufigste Ursache: Elektrodendislokation. Bei Anstieg der Schrittmacherschwelle durch Fibrosierungsvorgänge nach Elektrodenimplantation kann es zu einer Nichtbeantwortung der Schrittmacherimpulse kommen. Daher sollte erst nach 6–8 Wochen die endgültige postoperative Programmierung von Impulsamplitude und Impulsbreite erfolgen.

Sensingstörungen
Beim sog. *Undersensing* werden Eigenaktionen nicht erkannt und deshalb trotz ausreichender Eigenfrequenz Schrittmacherimpulse abgegeben. Dabei können Schrittmacherimpulse in den QRS-Komplex oder die T-Welle der Eigenaktionen fallen. Beim *Oversensing* werden elektrodenferne Potentiale (z.B. Myopotentiale bei Muskelaktivität, Vorhofdepolarisation bei VVI-Schrittmachern, elektromagnetische Felder elektrischer Geräte) wahrgenommen und als Eigenaktion fehlgedeutet. Entsprechend wird der Schrittmacher fälschlich inhibiert, gibt also trotz Unterschreiten der Interventionsfrequenz keinen Stimulationsimpuls ab. Ein Oversensing kann meist durch Umprogrammierung des Schrittmachers (geringere Empfindlichkeit) beseitigt werden.

Schrittmachertachykardien
Bei Fehlprogrammierung eines DDD-Schrittmachers kann es nach einer ventrikulären Extrasystole, die retrograd über den AV-Knoten auf den Vorhof übergeleitet wird, zum Sensing dieser Vorhofaktion kommen. Nach Ablauf des einprogrammierten AV-Intervalls erfolgt eine erneute Ventrikelstimulation, die Kammeraktivierung kann konsekutiv wieder zu einer retrograden Vorhofaktivierung führen. Damit sind die Bedingungen für eine schrittmacherbedingte kreisende Erregung, eine sogenannte Schrittmachertachykardie, gegeben.
Korrektur: am einfachsten durch Verlängerung der atrialen Refraktärzeit.

Schrittmacher

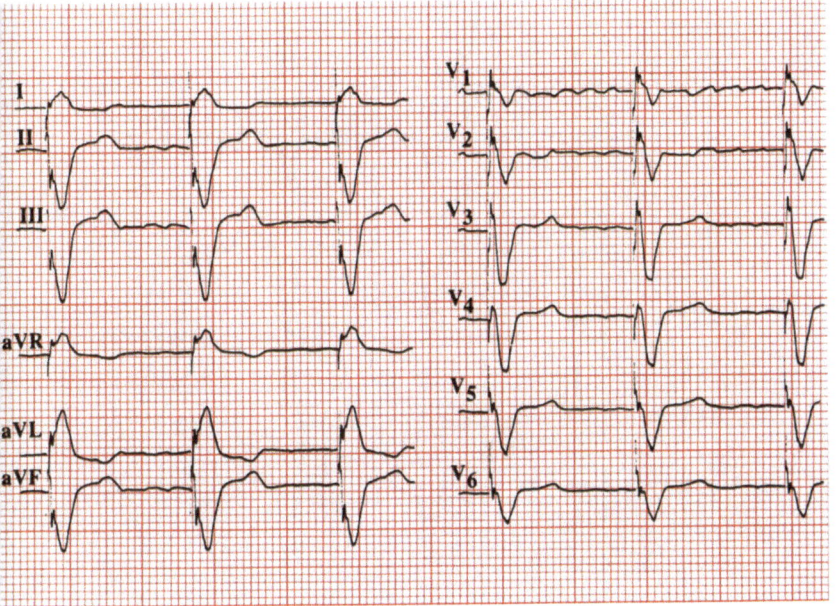

Abb. 130. VVI-Schrittmacher (Einkammerschrittmacher mit Elektrode im rechten Ventrikel). Programmierte Schrittmacherfrequenz 70/min. Typisches linksschenkelblockähnliches Bild *(s. Ableitung I)*. Deutlich erkennbare Schrittmacherimpulse. Die Schrittmacherimplantation erfolgte wegen Bradyarrhythmia absoluta (erkennbare Vorhofflimmerwellen in V_1)

Schrittmacher

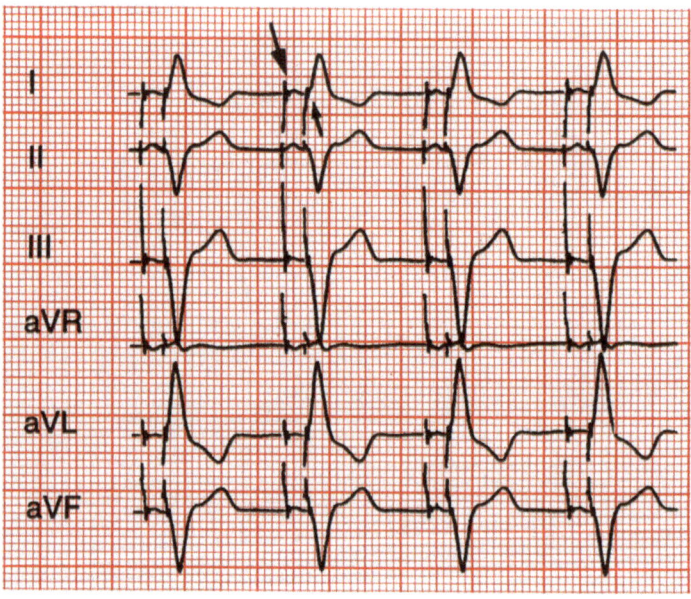

Abb. 131. Normale Funktion eines DDD-Schrittmachers (Zweikammersystem). Schrittmacherimpulse vor P-Welle und QRS-Komplex *(Pfeile)*. Programmierte Schrittmacherfrequenz 70/min

Schrittmacher

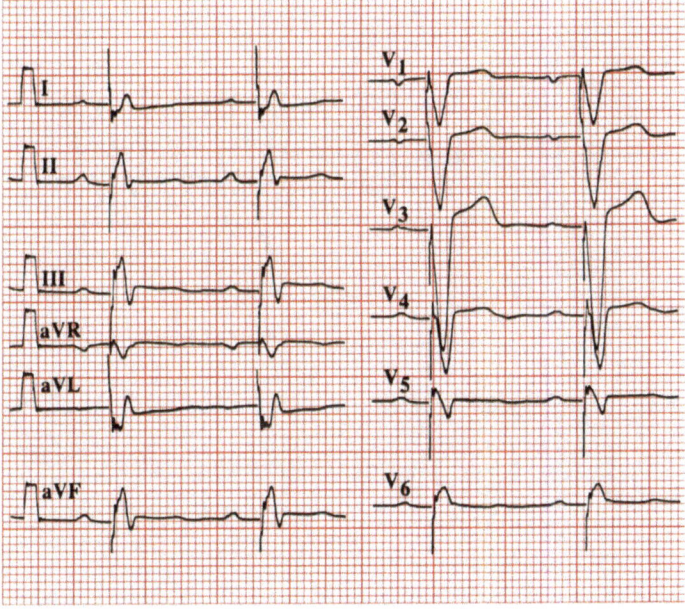

Abb. 132. DDD-Schrittmacher. Regelrechte Wahrnehmung der spontanen P-Wellen, gefolgt von ventrikulärer Stimulation (getriggerte Arbeitsweise). Die Schrittmacherimplantation erfolgte wegen eines AV-Blockes III. Grades

Schrittmacher

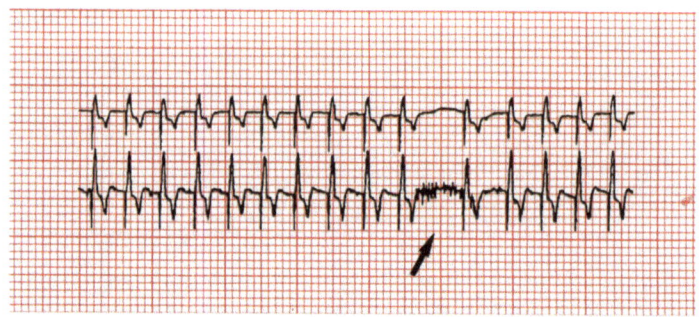

Abb. 133. Langzeit-EKG (Papiervorschub hier <25 mm/sec). Inhibierung *(Pfeil)* eines VVI-Schrittmachers durch Myopotentiale (Oversensing)

Schrittmacher

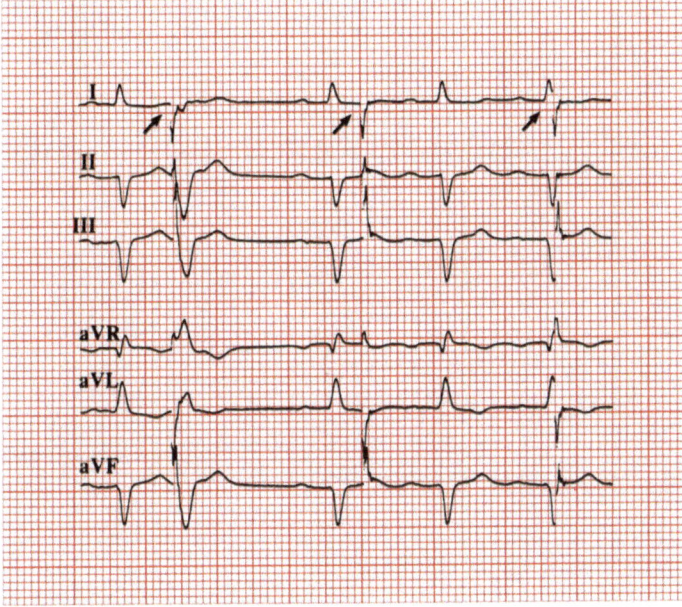

Abb. 134. Fehlerhafte Impulsabgabe eines VVI-Schrittmachers *(Pfeile)* durch Nichtwahrnehmung von Eigenaktionen (Undersensing). Der Schrittmacherimpuls *links* wird beantwortet, *in der Mitte* Einfall eines Impulses in die T-Welle, rechts in den QRS-Komplex, daher keine Reizbeantwortung (Refraktärperiode des Ventrikels). Gefahr der Auslösung von Rhythmusstörungen

Schrittmacher

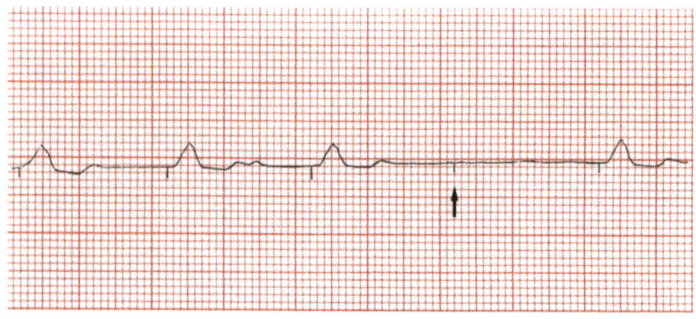

Abb. 135. Sogenannter Exitblock. Dislokation der Ventrikelsonde bei VVI-Schrittmacher. Intermittierend werden die Schrittmacherimpulse nicht beantwortet *(Pfeil)*

Schrittmacher

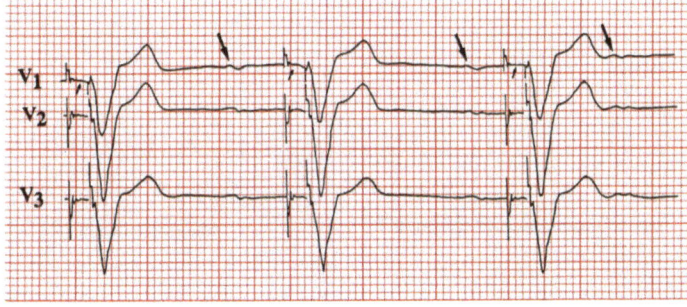

Abb. 136. DDD-Schrittmacher. Die P-Wellen *(große Pfeile)* werden nicht wahrgenommen (atriales Undersensing). Außerdem Pacingverlust *(kleine Pfeile)* der atrialen Sonde bei Elektrodendislokation. Starrfrequente regelrechte Ventrikelstimulation

Schrittmacher

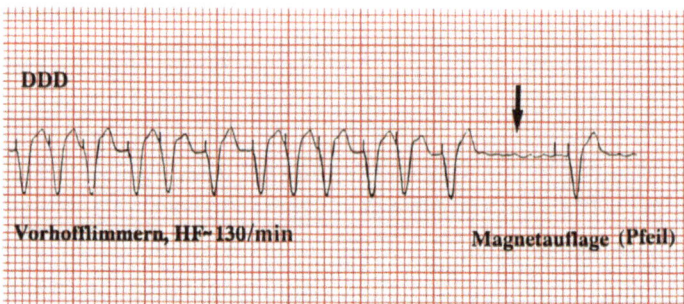

Abb. 137. Vorhofflimmern bei DDD-Schrittmacher. Unregelmäßige Weitergabe der Vorhofimpulse auf die Herzkammer bis zur oberen Grenzfrequenz des Schrittmachers (hier 140/min). Starrfrequente Stimulation mit der programmierten Schrittmacherfrequenz von 60/min nach Aufhebung der Wahrnehmungsfunktion durch Magnetauflage

Schrittmacher

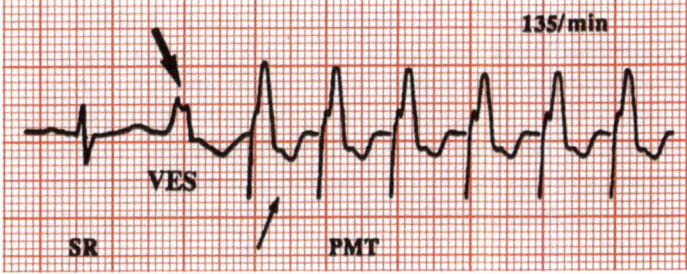

Abb. 138. Schrittmachertachykardie bei DDD-Schrittmacher. Frequenz 135/min. Auslösung der Schrittmachertachykardie durch ventrikuläre Extrasystole *(dicker Pfeil)*. Retrograde Vorhofaktivierung nach Schrittmacherimpulsen *(dünner Pfeil)*. SR Sinusrhythmus, VES ventrikuläre Extrasystole. PMT Pacemaker mediated tachycardia

3.7 Antitachykarder Schrittmacher/ Interner Defibrillator

Auch tachykarde Herzrhythmusstörungen können durch Schrittmachertherapie behandelt werden. Das Prinzip der antitachykarden Stimulation besteht darin, die sog. „erregbare Lücke" einer kreisenden Erregung durch einen vorzeitigen Impuls zu depolarisieren und damit refraktär zu machen. Meist kann dies durch eine Überstimulation, also eine kurzfristige Stimulation oberhalb der Tachykardiefrequenz, erreicht werden.

Auf Vorhofebene besteht nur äußerst selten eine Indikation zur Implantation eines antitachykarden Schrittmachers (z.B. Überstimulation von Vorhofflattern). Die Gefahr der antitachykarden Stimulation liegt in der akzidentellen Auslösung von Vorhofflimmern, das z.B. beim WPW-Syndrom deletäre Folgen haben kann (durch schnelle Überleitung der Vorhofflimmerwellen über die akzessorische Leitungsbahn auf die Herzkammern).

Auf Ventrikelebene haben antitachykarde Schrittmacher-Defibrillatorsysteme in letzter Zeit große Bedeutung gewonnen. Aufgrund des Risikos der akzidentellen Auslösung schneller Tachykardien (Akzeleration) oder von Kammerflimmern durch antitachykarde Stimulation ist die gleichzeitig bestehende Möglichkeit zur Kardioversion bzw. Defibrillation erforderlich. Rezidivierende ventrikuläre Tachykardien, die medikamentös häufig nicht zuverlässig zu behandeln sind, können in den meisten Fällen bis zu einer Frequenz von etwa 200/min durch Schrittmacherimpulse terminiert werden. Schnellere Tachykardien sowie Kammerflattern und Kammerflimmern werden automatisch durch einen Kardioversions- bzw. Defibrillationsimpuls beendet.

Schrittmacher/Defibrillator

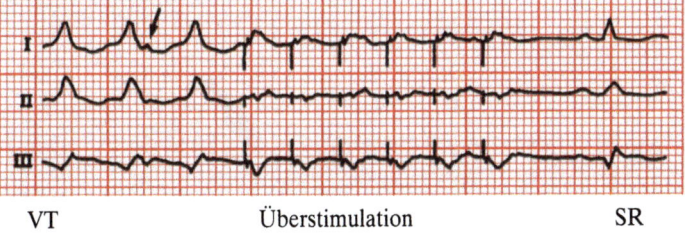

VT   Überstimulation   SR

Abb. 139. Terminierung einer ventrikulären Tachykardie *(VT)* mit einer Frequenz von 160/min mittels Überstimulation (180/min) durch den Schrittmacher, danach Sinusrhythmus *(SR)*. Der *Pfeil* deutet auf eine P-Welle, die während der Tachykardie nicht übergeleitet wird (AV-Dissoziation)

Interner Defibrillator

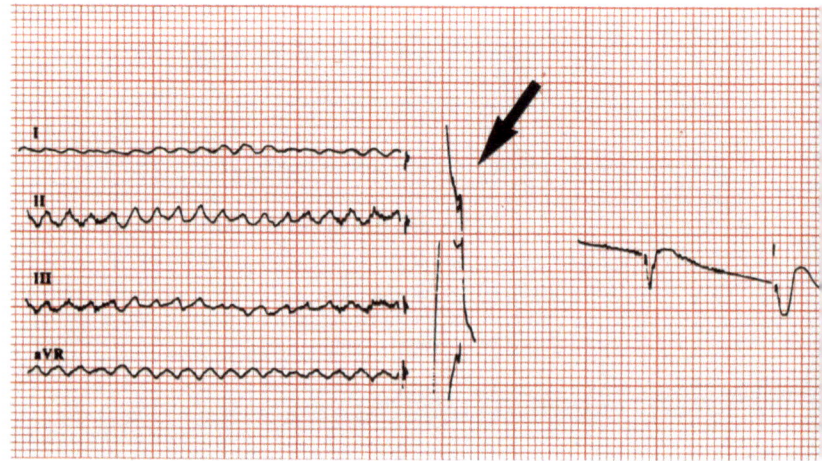

Abb. 140. Automatische Terminierung von Kammerflimmern durch interne Defibrillation *(Pfeil)*. Danach Schrittmacherrhythmus (VVI 50/min) eines integrierten antibradykarden Schrittmachers

Sachverzeichnis

(Seitenzahlen für Abbildungen sind *kursiv* gedruckt)

aberrante Überleitung 58, 60, *61*
Aberranz 92, *93, 94*
Abflachung der T-Wellen *257*
absolute Arrhythmie bei Vorhofflimmern 34, *35*
akuter Hinterwandinfarkt 218, *219, 269*
– Vorderwandinfarkt *267, 268*
akzelerierter AV-nodaler Rhythmus 24, *25*
– idioventrikulärer Rhythmus *44*
anterolateraler Infarkt *264*
anteroseptaler Infarkt (Vorderwandinfarkt) *264*
antidrome AV-Reentry-Tachykardie (WPW-Syndrom) *96*
antitachykarde Schrittmacher-Defibrillatorsysteme 302
– Stimulation 302
Aorteninsuffizienz *241*
Aortenstenose 282
arterielle Hypertonie 252, *253*
Ashman-Phänomen 60, *61*
aszendierende ST-Streckensenkungen *69*, 228
atriale Tachykardie 30, 74, *75*
AV-Block mit junktionalem Ersatzrhythmus 120, *121*
– mit ventrikulärem Ersatzrhythmus 134, *135*
– I. Grades 144, *145*
– II. Grades Typ Mobitz 118, *119*, 126, 291
– II. Grades Typ Wenckebach 126, *127, 128*
– III. Grades 120, *129*, 291

AV-Dissoziation 86, *88*, 134, 135
AV-Ersatzrhythmus 121
AV-nodaler Rhythmus 25, 112, *113*
– Tachykardie (AV-Knotentachykardie) 68, *69*
– – mit Aberranz *93*

Batterieerschöpfung (Schrittmacher) 291
Belastungs-EKG 228, *229*, 232
– mit frequenzabhängigem Schenkelblock *62*
bifaszikulärer Block *189*, 212
Bigeminus *56*
bilateraler Schenkelblock *63*
Bradyarrhythmia absoluta 124, *125*, 289
– – mit Linksschenkelblock 139
bradykarde Rhythmen (Tabelle 10) 108
Brustwandableitungen nach Wilson 2, *3*

Chinidin 104
Couplet *57*

DDD-Schrittmacher 290, 291, *294, 295*
Deltawelle (WPW-Syndrom) 46, *47*, 146, *147*
Demaskierung (Vorhofflattern) 72
deszendierende ST-Streckensenkung *229, 231*

Digitalis 27, 114, 144, 157, 226, 232, *285*
–, muldenförmige ST-Streckensenkung 232, *233*

„eigentlicher" Hinterwandinfarkt 194
EKG-Varianten, physiologische 9
ektoper Vorhofrhythmus 22, *23, 151*
„Erstickungs"-T 244, 262
Exit-Block 292, *298*
Extremitätenableitungen nach Einthoven 2, *3*
– nach Goldberger 2

fehlende R-Progression 206
„feines" Vorhofflimmern *115*
Flatterwellen 36, 72, *73*
frequenzabhängiger (funktioneller) Schenkelblock 58, *59*, 60, *61*, 92, *94*
frühzeitige Repolarisation 224, *225*
Fusionsschlag 89
Fusionssystolen, „fusion beats" 86

grobes Vorhofflimmern *35, 79*

Herztransplantation – EKG 164
Hinterwandinfarkt *175, 271, 272*
– mit Rechtsschenkelblock 278, *280*
hohes T, akuter Myokardinfarkt 244
–, Hyperkaliämie 242, *243*
–, Vagotonus 238, *239*
–, Volumenbelastung 240
„holiday-heart"-Syndrom 34, 78
Hyperkaliämie 130, 242, *243*
Hyperthyreose 68, 78
Hypertonie 200, 212

hypertrophe Kardiomyopathie 288
– obstruktive Kardiomyopathie *177, 289*
Hypokaliämie 256, *257*
Hypothyreose 110

idiopathisches Vorhofflimmern 34
idioventrikulärer Rhythmus *45*
– akzelerierter Rhythmus 44
Indifferenztyp 10 f.
Infarkt und Schenkelblock 278
inferiorer Infarkt (Hinterwandinfarkt) 264
Initialstadium (Myokardinfarkt) 262
inkompletter Linksschenkelblock 202, *204*
– Rechtsschenkelblock 186, *187, 188*
instabile Angina pectoris *249*
intermittierender AV-Block III. Grades *129*
– Linksschenkelblock *51*
– WPW-Syndrom *52*
interner Defibrillator 302

James-Bündel (LGL-Syndrom) *146, 148*
Jervell-Lange-Nielsen-Syndrom 154

Kammerflattern 90, *91*
Kammerflimmern 106, *107*
Kardiomyopathie 26, 34, 72, 86
–, dilatative 202, 288
–, hypertrophe 288, *289*
Karotissinusdruck 68, 70, 74
„Kirchturm"-T-Wellen 242, *243*
kompensatorische Pause 54, *55*
kompletter Linksschenkelblock 202, *203*

Rechtsschenkelblock *185, 187,*
188
„koronares T" 248, 262, *272*

Lagetypen 8
–, Indifferenztyp 10 f.
–, klinische Bedeutung 8, 12
–, Linkstyp 10 f.
–, Rechtstyp 10 f.
–, Sagittaltyp 10 f.
–, Steiltyp 10 f.
–, überdrehter Rechtstyp 10 f.
langes QT-Syndrom 104, *155*
lateraler Infarkt (Seitenwandinfarkt) 264, *269, 270*
LGL-Syndrom 146
linksanteriorer Hemiblock 206,
  212, *213*
linksatriale Hypertrophie 160
linksposteriorer Hemiblock 12,
  211
Linksschenkelblock 202 f., *203,*
  206, 278, 279
–, inkompletter 202, *204*
Linkstyp 10 f.
linksventrikuläre Hypertrophie
  200, *201,* 284
Lungenembolie 170, 254, 282
Lungenemphysem 206, 208

McGinn-White-Syndrom 170,
  282
Mitralinsuffizienz 200, 240
Mitralklappenprolaps-Syndrom
  254
Mitralstenose 286, 287
Mobitz-Block 118, *119,* 126
monophasische ST-Hebungen
  271
muldenförmige T-Senkung unter
  Digitalis 27, *233,* 285
Myokardinfarkt 86, 262 ff.
–, Aneurysma 220, *221*
–, Q-Zacken 174, *175*

–, ST-Hebungen 218, *219*
Myokarditis 250, *251*
Myopotentiale (Oversensing)
  296

negatives T *247*
–, Hypertrophie 252
–, Ischämie 248
–, Myokarditis 250, *251*
–, Perikarditis 250
Neuroleptika 156
Nicht-Q-Zacken-Infarkt 265
nichtkompensatorische Pause
  32, *33*
Niedervoltage 208
normales EKG *9*
Normalwerte 6, 7
normofrequente Rhythmen
  (Tabelle 7) 18

orthodrome AV-Reentry-Tachykardie (WPW) 70, *71*

P-dextroatriale (P-pulmonale)
  162, 282
P-sinistroatriale (P-mitrale) 160,
  161
P-Welle (Tabelle 13) 4, 159
pathologische Q-Zacken 165
Perikarderguß 208
Perikarditis 222, *223*
periphere Niedervoltage 208,
  209
permanente junktionale Reentry-
  tachykardie 76
„persistierende" ST-Hebungen
  220
Pneumothorax 206
polymorphe ventrikuläre Tachykardie 104, *105,* 155
posteriorer Infarkt („eigentlicher"
  Hinterwandinfarkt) 194, *195,*
  277
posteroinferiorer Infarkt 264, 277

posterolateraler Infarkt (Hinterseitenwandinfarkt) 264, 276
PQ-Intervall 5, 142 f.
PQ-Strecke 5
Präexzitationssyndrom (WPW-Syndrom) 46, *47*
präterminal negatives T (biphasisches T) 252, *253*
Prinzmetal-Angina 218
Pseudolinksschenkelblock *199*

Q_{III} bei Linkstyp 168, *169*
Q-Stadium (Myokardinfarkt) 262
Q-Zacken 165 f., *179*
–, hypertrophe Kardiomyopathie 176
– Infarkt 265
– Myokardinfarkt 174
–, physiologische 8
–, WPW-Syndrom 178, *179*
QRS-Komplex 5
QT-Intervall 7, 152 f.
QT-Verlängerung 154

R-Verlust 206
rechtsatriale Hypertrophie 162
Rechtsschenkelblock 170, *171*, 184 f., 276, 280, 281
–, inkompletter *185, 186*
Rechtstyp 10 f.
rechtsventrikuläre Hypertrophie 190, *191*
rechtsventrikulärer Infarkt 2, 265, *273*
Rechtsverspätung 184
respiratorische Arrhythmie *41*
Romano-Ward-Syndrom 154

SA-Block, s. sinuatrialer BLock
S-Zacken 211 f.
Sägezahnmuster 72, *73*
Sagittaltyp 10 f.

Schrittmacher 290
Schrittmacher-EKG 290
Schrittmachertachykardien 292, *301*
Sensing-Störungen 292
$S_I Q_{III}$-Typ 170, *171*, 282
sinuatrialer Block I. Grades 116
– – II. Grades Typ Mobitz 116, 130, *132*
– – II. Grades Typ Wenckebach 116, 130, *131*
Sinusarrhythmie 40
Sinusbradykardie 110, *111*
Sinusrhythmus 20, *21*
Sinustachykardie 66, 67, 282
„sinus capture beats" 86
Situs inversus *207*
Sokolow-Index 190, 200
Sotalol 104
ST-Streckenhebungen 216
–, akuter Myokardinfarkt 218
–, frühzeitige Repolarisation 224
–, Perikarditis 222
ST-Streckensenkungen, aszendierende 226
–, horizontale 226, 228
–, deszendierende 226, 228, *229*, 230
–, muldenförmige 226, 232, *233*
ST-T-Stadium (Myokardinfarkt) 262
Steiltyp 10 f.
supraventrikuläre Extrasystolie 32, *33*
– – mit aberranter Überleitung *59*
symmetrisch negative T-Wellen 235, *249*
Syndrom des kranken Sinusknotens 110, 130, 291

tachykarde Rhythmen (Tabelle 8) 64
T-Negativierungen 246, 254

–, asymmetrisch negative 235
–, hohe 237
–, präterminal negative 252, *253*
–, symmetrisch negative 235, *249*
–, terminal negative 248
T-Stadium (Myokardinfarkt) 262
T-Wellen 6, 235 f.
Tachyarrhythmia absoluta 78, *79*
– – mit Linksschenkelblock 101
terminal negatives T 248, 262
„Torsades-de-pointes"-Tachykardie 154
trifaszikulärer Block 212

U-Welle 7, 254, 255, 257
überdrehter Rechtstyp 10 f.
Undersensing *297*

Ventrikelaneurysma 220, *221*, 262
ventrikuläre Extrasystolie 54, *55, 56, 57*
– Tachykardie 86, *87, 88*
Vorderseitenwandinfarkt (Anterolateralinfarkt) *273*
Vorderwandinfarkt 267
– mit Rechtsschenkelblock *281*
Vorhofflattern 28, *29*, 36, *37*, 72, *73*
– mit Rechtsschenkelblock *100*

– mit regelmäßiger Überleitung 29, 72
– mit wechselnder Überleitung 36, *37*, 80, *81*
Vorhofflimmern 34, 35
–, idiopathisches 34
– mit frequenzabhängigem Schenkelblock 60
– mit intermittierendem Linksschenkelblock 62
– mit intermittierendem Rechtsschenkelblock 61
– mit „Pseudoregularisierung" 26, *27*, 114
– und Rechtsschenkelblock 49
– bei WPW-Syndrom 102, *103*
Vorhoftachykardie *30*, 74, 75
VVI-Schrittmacher 289, *293*

wandernder Schrittmacher 38, *39*
Wenckebach-Periodik 126, *127, 128*
WPW-Syndrom 46, *47*, 94, 146, *147*, 192, *193*, 198
–, antidrome Tachykardie 96, *97*
–, orthodrome Tachykardie 70, *71*
– und Vorhofflimmern 102, *103*

zögerliche R-Progression 205 f., 212

MIX
Papier aus verantwortungsvollen Quellen
Paper from responsible sources
FSC® C105338

If you have any concerns about our products,
you can contact us on
ProductSafety@springernature.com

In case Publisher is established outside the EU,
the EU authorized representative is:
**Springer Nature Customer Service Center GmbH
Europaplatz 3, 69115 Heidelberg, Germany**

Printed by Libri Plureos GmbH
in Hamburg, Germany